DIESES BUCH GEHÖRT

MAXINE REUKER

JOURNAL

PAPER HEARTS

ALLEGRIA

VORWORT

Dass **MILAS JOURNAL**, in das sie in meiner **PAPER HEARTS REIHE** schreibt, nun tatsächlich vor euch liegt, ist für mich etwas ganz Besonderes. Es ist wie ein Stück ihrer Welt, die plötzlich greifbar wird.
Schon lange bevor es die PAPER HEARTS-Idee gab, und vor allem während meiner Therapie, hatte ich den Wunsch, ein Journal zu kreieren.
Es gab einfach noch nicht das Passende für mich auf dem Markt, und das wollte ich ändern. Ich hoffe sehr, dass dieses Journal auch für euch perfekt ist, um euch im Alltag oder sogar in der Therapie begleiten zu können.

Themen wie mentale Gesundheit, Zyklusbewusstsein, Traumdeutung und Selbstreflexion werden hier miteinander verbunden – alles Themen, die in Milas (und meiner) Geschichte tief verankert sind. Trotz der schweren Themen soll das Journal aber auch Spaß machen (und hübsch sein), deswegen gibt es darin Sachen zum Ausmalen (Social-Battery-Herz) sowie Quotes, die euch vielleicht auch aus dem Buch bekannt vorkommen.

Hinten im Journal findet ihr außerdem Seiten, die euch beim Ordnen eurer Gedankenwelt unterstützen. Sowohl zum Zyklus, als auch zu den fünfundzwanzig häufigsten Traumdeutungssymbolen, eine Hilfestellung in Sachen richtiger Zielsetzung und einige Seiten zu Habit-Trackern und Co.

Ich habe das Journal bewusst frei gestaltet, sodass man nicht gezwungen ist, es jeden Tag zu verwenden. Nichts würde meinen inneren Monk unglücklicher machen als leere Seiten, weil man sich mal eine Woche nicht danach gefühlt hat, haha.
Wenn ihr die Bücher gelesen habt, die zu diesem Journal gehören, hattet ihr die Chance, in Milas Welt einzutauchen, und könnt nun auch euer eigenes Inneres erforschen.

Natürlich kann das Journal aber auch verwendet werden, wenn ihr keine Ahnung habt, wovon ich gerade gesprochen habe – ich empfehle euch an dieser Stelle die PAPER HEARTS REIHE trotzdem mal ganz uneigennützig.

Ich hoffe, das Journal kann euch so helfen, wie es Mila geholfen hat.

Eure

Maxine

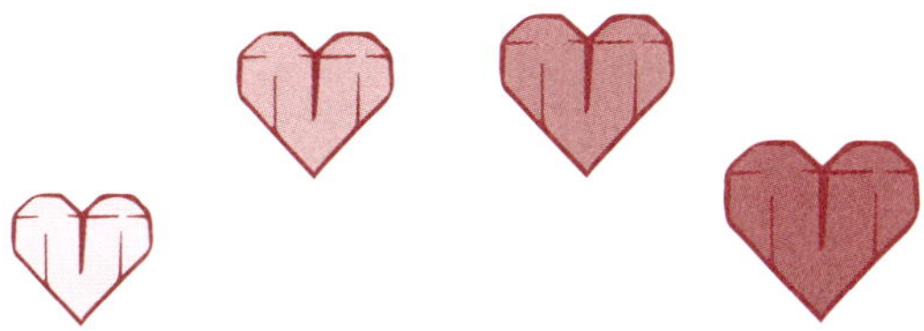

WIE FÜHLST DU DICH HEUTE?

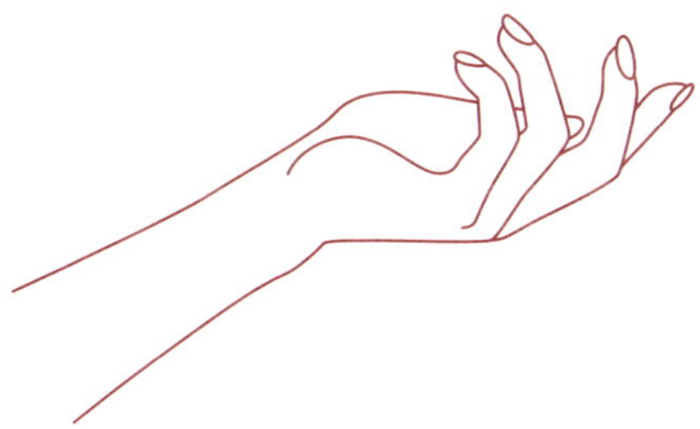

DATUM: ~~~~~~~~~~~~~~~~

SOCIAL BATTERY

Wie viel Energie hatte ich heute?

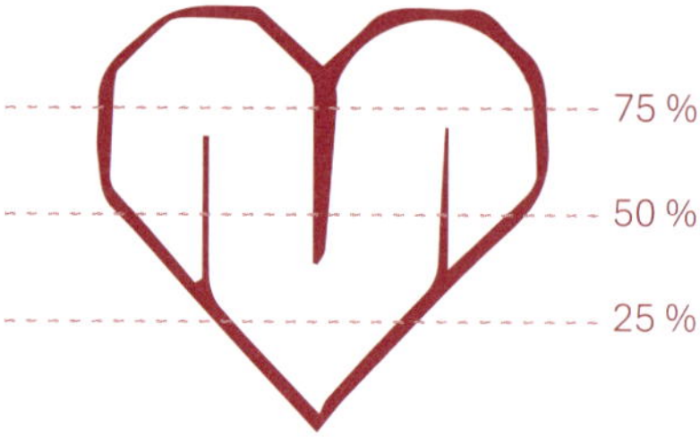

WAS HAT MICH HEUTE BESCHÄFTIGT?

ZYKLUS-PHASE

Menstruation ○

Folikel ○

Ovulation ○

Luteal ○

WAS HABE ICH LETZTE NACHT GETRÄUMT?

WELCHE DREI MOMENTE HABEN MIR HEUTE GUTGETAN?

WANN HABE ICH »JA« GESAGT, OBWOHL ICH »NEIN« MEINTE?

GEFÜHLS-BAROMETER

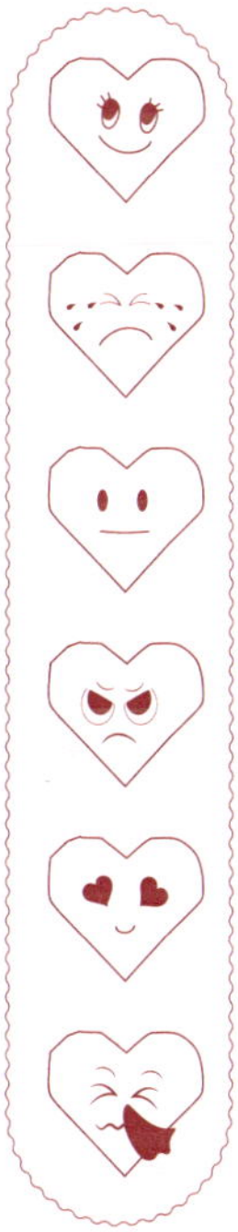

be kind to your mind

DATUM:

SOCIAL BATTERY

Wie viel Energie hatte ich heute?

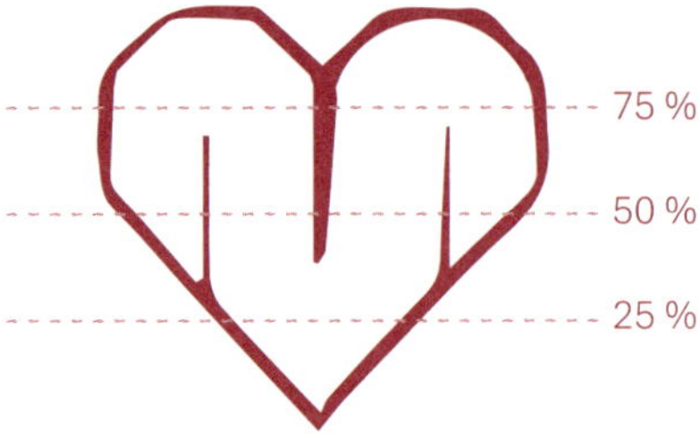

WAS HAT MICH HEUTE BESCHÄFTIGT?

WAS HABE ICH LETZTE NACHT GETRÄUMT?

ZYKLUS-PHASE

- Menstruation
- Folikel
- Ovulation
- Luteal

WOMIT KANN ICH MIR MORGEN ETWAS GUTES TUN?

WANN HABE ICH MICH LEER UND ERSCHÖPFT GEFÜHLT?

GEFÜHLS-BAROMETER

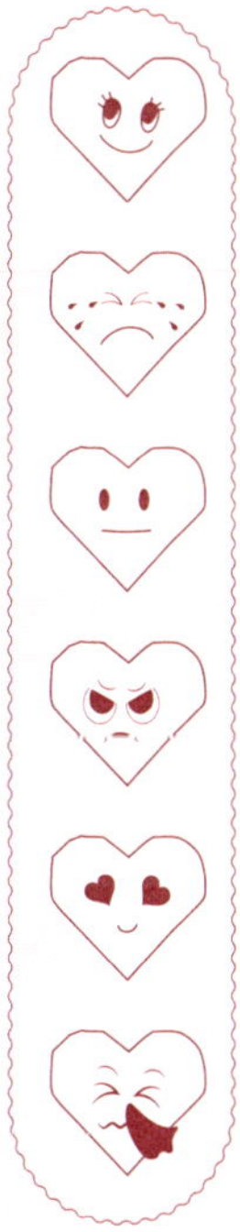

I love myself

DATUM:

SOCIAL BATTERY

Wie viel Energie hatte ich heute?

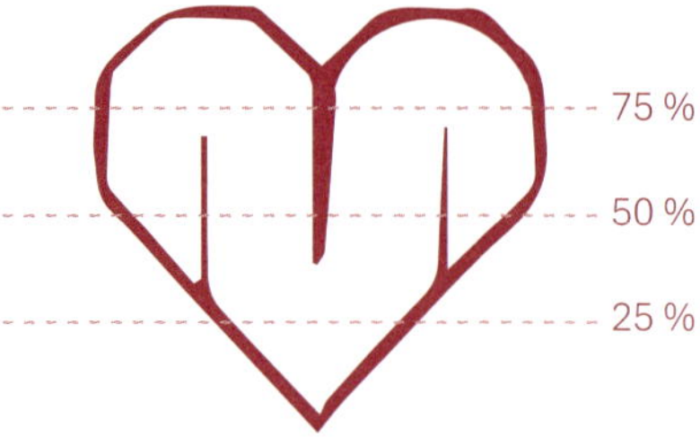

WAS HAT MICH HEUTE BESCHÄFTIGT?

ZYKLUS-PHASE

- Menstruation
- Folikel
- Ovulation
- Luteal

WAS HABE ICH LETZTE NACHT GETRÄUMT?

WELCHE DREI MOMENTE HABEN MIR HEUTE GUTGETAN?

WANN HABE ICH »JA« GESAGT, OBWOHL ICH »NEIN« MEINTE?

GEFÜHLS-BAROMETER

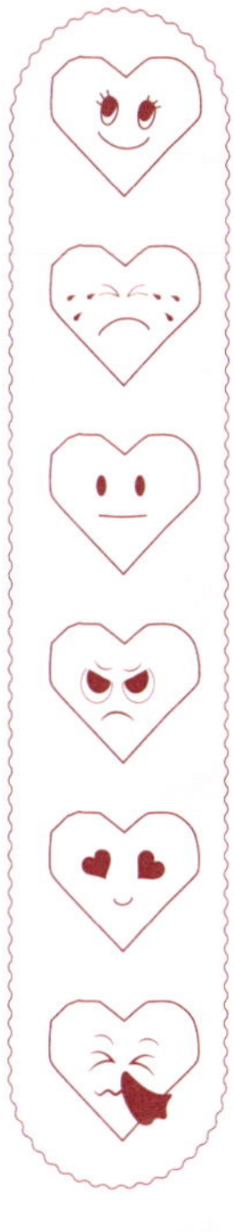

mental health matters

DATUM: ....

SOCIAL BATTERY

Wie viel Energie hatte ich heute?

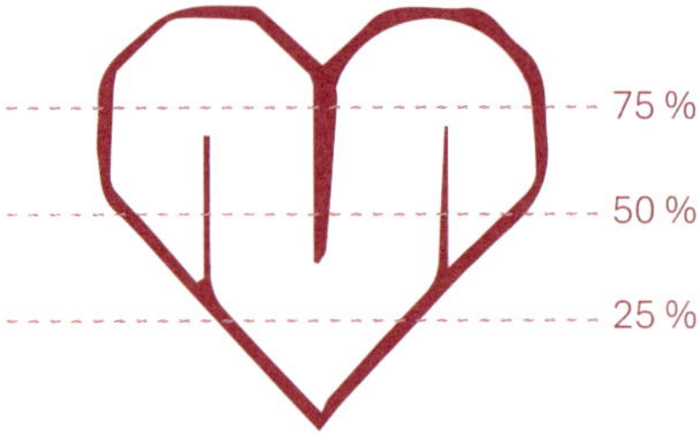

WAS HAT MICH HEUTE BESCHÄFTIGT?

WAS HABE ICH LETZTE NACHT GETRÄUMT?

ZYKLUS-PHASE

- Menstruation
- Folikel
- Ovulation
- Luteal

WOMIT KANN ICH MIR MORGEN ETWAS GUTES TUN?

WANN HABE ICH MICH LEER
UND ERSCHÖPFT GEFÜHLT?

GEFÜHLS-
BAROMETER

Selfcare is
NOT
selfish

DATUM:

SOCIAL BATTERY

Wie viel Energie hatte ich heute?

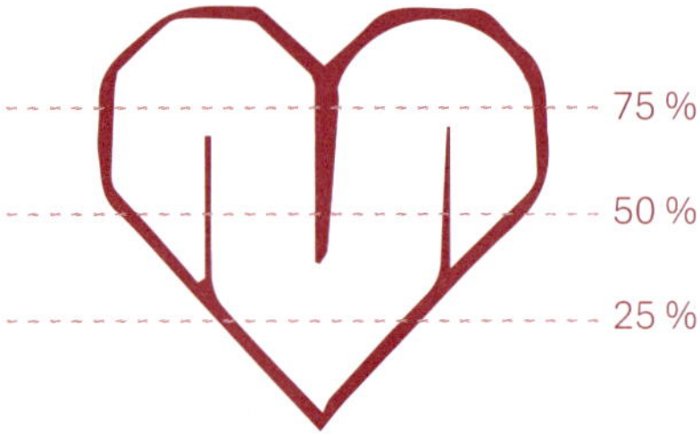

WAS HAT MICH HEUTE BESCHÄFTIGT?

ZYKLUS-PHASE

Menstruation

Folikel

Ovulation

Luteal

WAS HABE ICH LETZTE NACHT GETRÄUMT?

WELCHE DREI MOMENTE HABEN MIR HEUTE GUTGETAN?

WANN HABE ICH »JA« GESAGT,
OBWOHL ICH »NEIN« MEINTE?

GEFÜHLS-BAROMETER

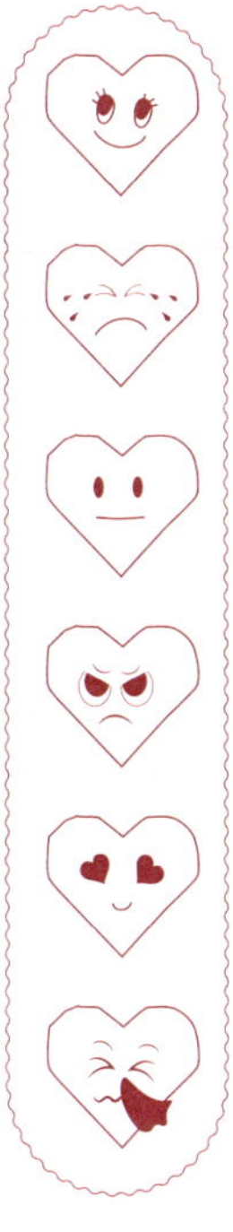

you are worth it

DATUM:

SOCIAL BATTERY

Wie viel Energie hatte ich heute?

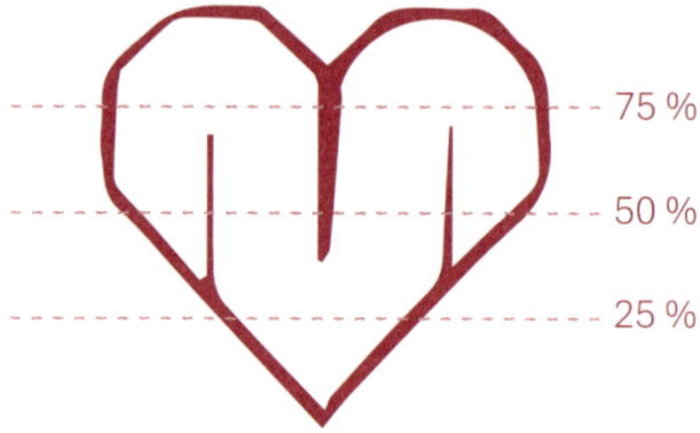

WAS HAT MICH HEUTE BESCHÄFTIGT?

ZYKLUS-PHASE

- Menstruation
- Folikel
- Ovulation
- Luteal

WAS HABE ICH LETZTE NACHT GETRÄUMT?

WOMIT KANN ICH MIR MORGEN ETWAS GUTES TUN?

WANN HABE ICH MICH LEER UND ERSCHÖPFT GEFÜHLT?

GEFÜHLS-BAROMETER

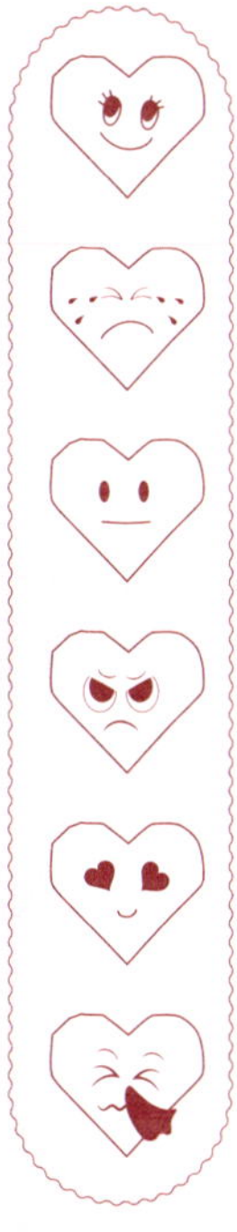

you are enough

DATUM:

SOCIAL BATTERY

Wie viel Energie hatte ich heute?

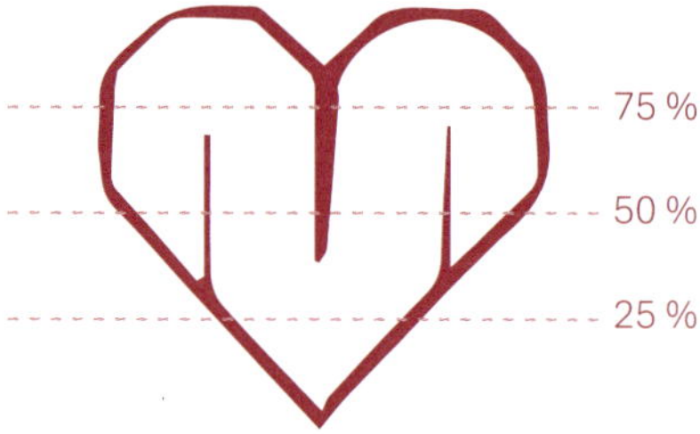

WAS HAT MICH HEUTE BESCHÄFTIGT?

ZYKLUS-PHASE

- Menstruation
- Folikel
- Ovulation
- Luteal

WAS HABE ICH LETZTE NACHT GETRÄUMT?

WELCHE DREI MOMENTE HABEN MIR HEUTE GUTGETAN?

WANN HABE ICH »JA« GESAGT,
OBWOHL ICH »NEIN« MEINTE?

GEFÜHLS-BAROMETER

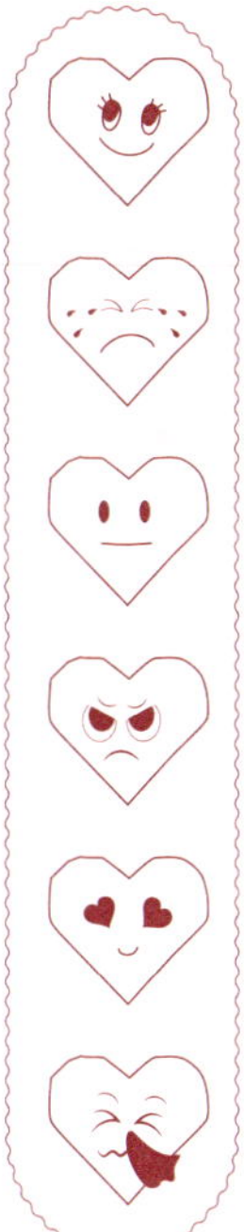

make happiness
your
PRIORITY

DATUM:

SOCIAL BATTERY

Wie viel Energie hatte ich heute?

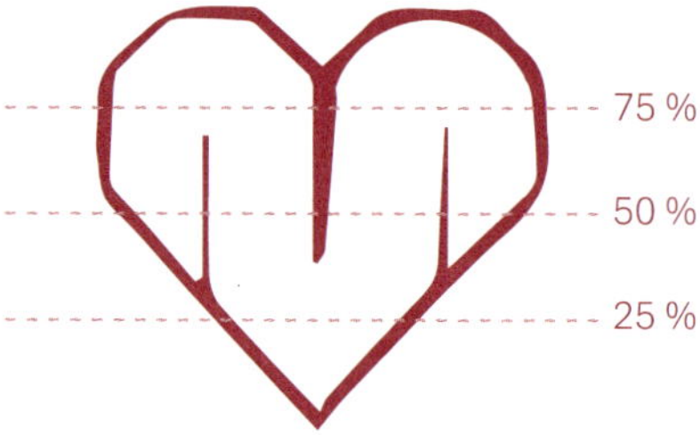

WAS HAT MICH HEUTE BESCHÄFTIGT?

WAS HABE ICH LETZTE NACHT GETRÄUMT?

ZYKLUS-PHASE

Menstruation

Folikel

Ovulation

Luteal

WOMIT KANN ICH MIR MORGEN ETWAS GUTES TUN?

WANN HABE ICH MICH LEER
UND ERSCHÖPFT GEFÜHLT?

GEFÜHLS-
BAROMETER

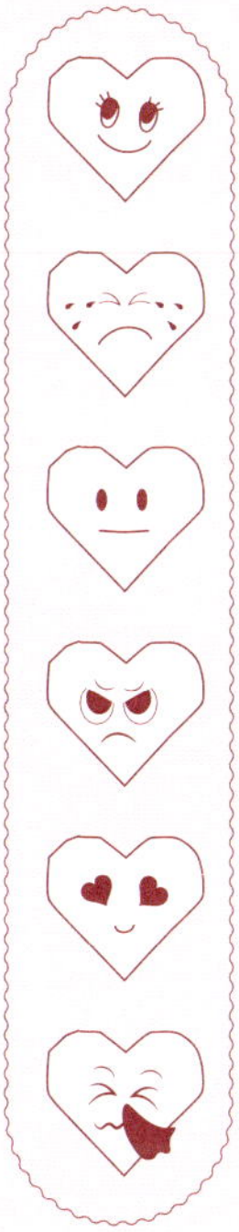

keep choosing you

DATUM:

SOCIAL BATTERY

Wie viel Energie hatte ich heute?

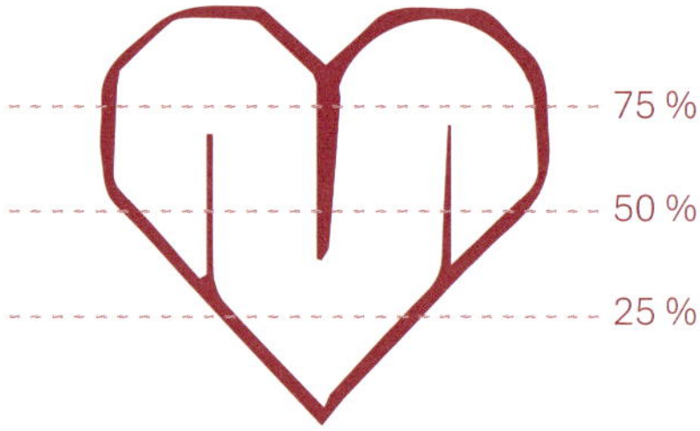

WAS HAT MICH HEUTE BESCHÄFTIGT?

WAS HABE ICH LETZTE NACHT GETRÄUMT?

ZYKLUS-PHASE

Menstruation

Folikel

Ovulation

Luteal

WELCHE DREI MOMENTE HABEN MIR HEUTE GUTGETAN?

WANN HABE ICH »JA« GESAGT, OBWOHL ICH »NEIN« MEINTE?

GEFÜHLS-BAROMETER

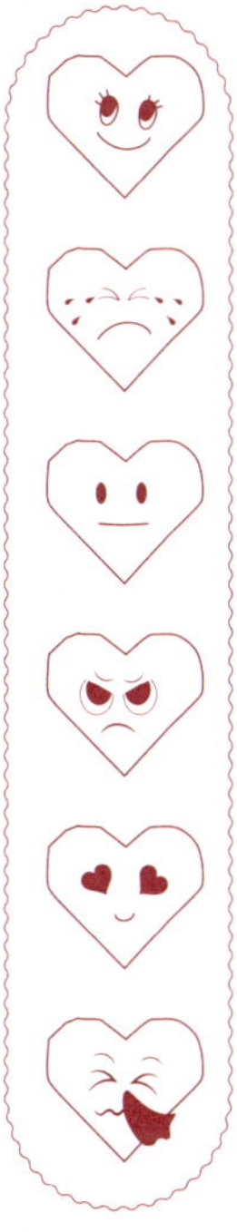

be kind to your mind

DATUM:

SOCIAL BATTERY

Wie viel Energie hatte ich heute?

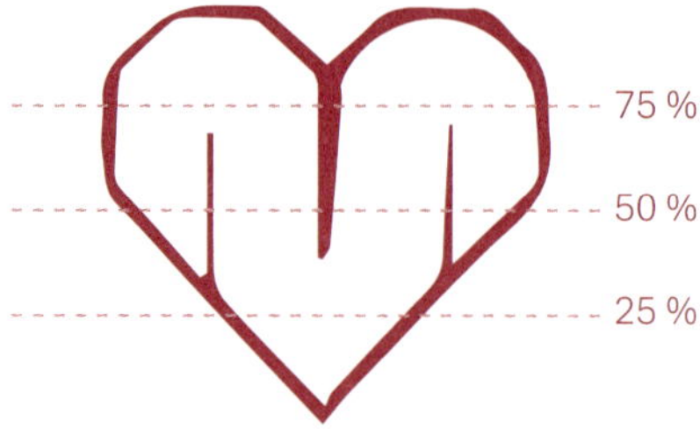

WAS HAT MICH HEUTE BESCHÄFTIGT?

WAS HABE ICH LETZTE NACHT GETRÄUMT?

ZYKLUS-PHASE

- Menstruation
- Folikel
- Ovulation
- Luteal

WOMIT KANN ICH MIR MORGEN ETWAS GUTES TUN?

WANN HABE ICH MICH LEER UND ERSCHÖPFT GEFÜHLT?

GEFÜHLS-BAROMETER

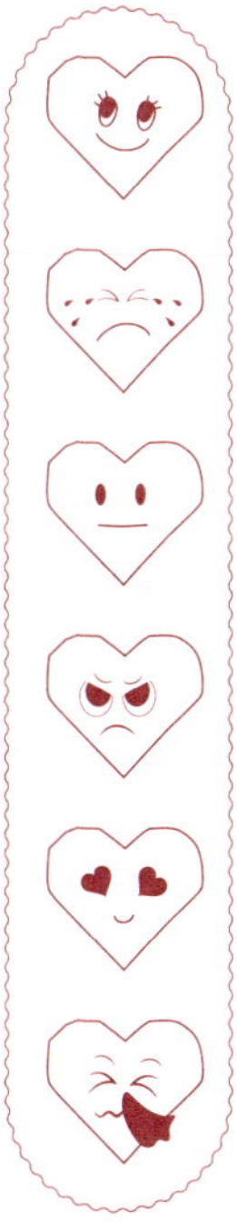

I love myself

DATUM:

SOCIAL BATTERY

Wie viel Energie hatte ich heute?

75 %

50 %

25 %

WAS HAT MICH HEUTE BESCHÄFTIGT?

ZYKLUS-PHASE

Menstruation

Folikel

Ovulation

Luteal

WAS HABE ICH LETZTE NACHT GETRÄUMT?

WELCHE DREI MOMENTE HABEN MIR HEUTE GUTGETAN?

WANN HABE ICH »JA« GESAGT,
OBWOHL ICH »NEIN« MEINTE?

GEFÜHLS-
BAROMETER

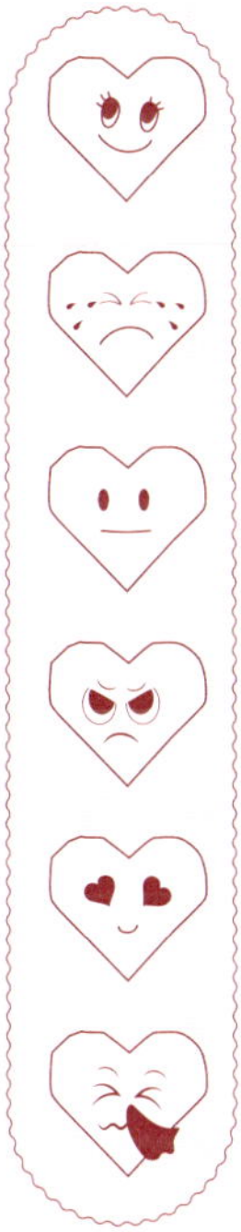

Selfcare is
NOT
selfish

DATUM:

SOCIAL BATTERY

Wie viel Energie hatte ich heute?

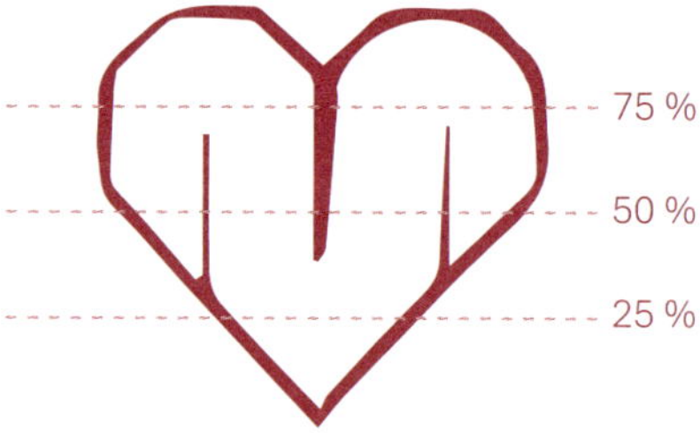

WAS HAT MICH HEUTE BESCHÄFTIGT?

ZYKLUS-PHASE

Menstruation

Folikel

Ovulation

Luteal

WAS HABE ICH LETZTE NACHT GETRÄUMT?

WOMIT KANN ICH MIR MORGEN ETWAS GUTES TUN?

WANN HABE ICH MICH LEER UND ERSCHÖPFT GEFÜHLT?

GEFÜHLS-BAROMETER

mental health matters

DATUM:

SOCIAL BATTERY

Wie viel Energie hatte ich heute?

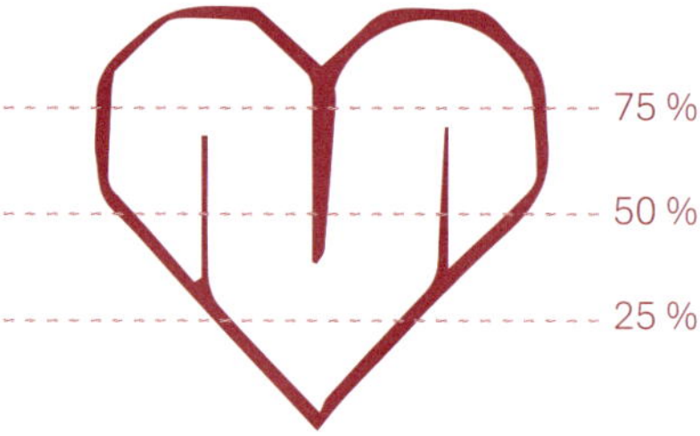

WAS HAT MICH HEUTE BESCHÄFTIGT?

WAS HABE ICH LETZTE NACHT GETRÄUMT?

ZYKLUS-PHASE

- Menstruation
- Folikel
- Ovulation
- Luteal

WELCHE DREI MOMENTE HABEN MIR HEUTE GUTGETAN?

WANN HABE ICH »JA« GESAGT,
OBWOHL ICH »NEIN« MEINTE?

GEFÜHLS-
BAROMETER

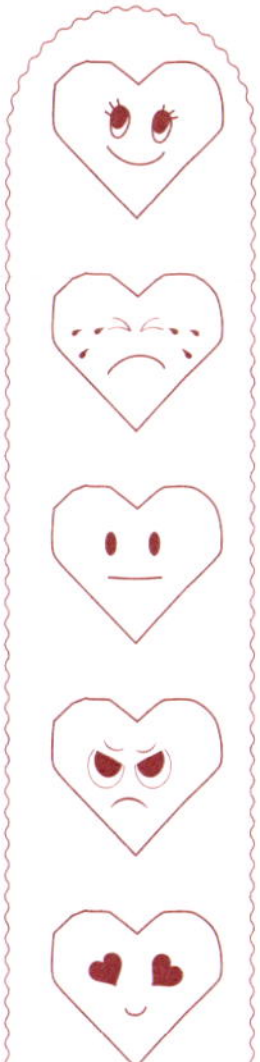

you are enough

DATUM:

SOCIAL BATTERY

Wie viel Energie hatte ich heute?

75 %

50 %

25 %

WAS HAT MICH HEUTE BESCHÄFTIGT?

ZYKLUS-PHASE

Menstruation

Folikel

Ovulation

Luteal

WAS HABE ICH LETZTE NACHT GETRÄUMT?

WOMIT KANN ICH MIR MORGEN ETWAS GUTES TUN?

WANN HABE ICH MICH LEER
UND ERSCHÖPFT GEFÜHLT?

GEFÜHLS-
BAROMETER

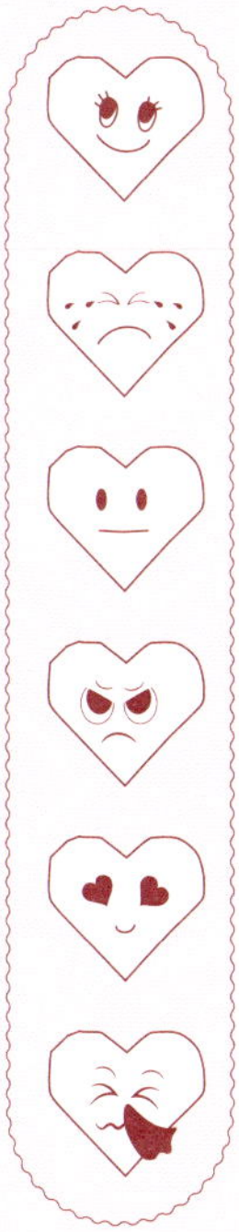

make happiness
your
PRIORITY

DATUM:

SOCIAL BATTERY

Wie viel Energie hatte ich heute?

75 %

50 %

25 %

WAS HAT MICH HEUTE BESCHÄFTIGT?

WAS HABE ICH LETZTE NACHT GETRÄUMT?

ZYKLUS-PHASE

Menstruation

Folikel

Ovulation

Luteal

WELCHE DREI MOMENTE HABEN MIR HEUTE GUTGETAN?

WANN HABE ICH »JA« GESAGT, OBWOHL ICH »NEIN« MEINTE?

GEFÜHLS-BAROMETER

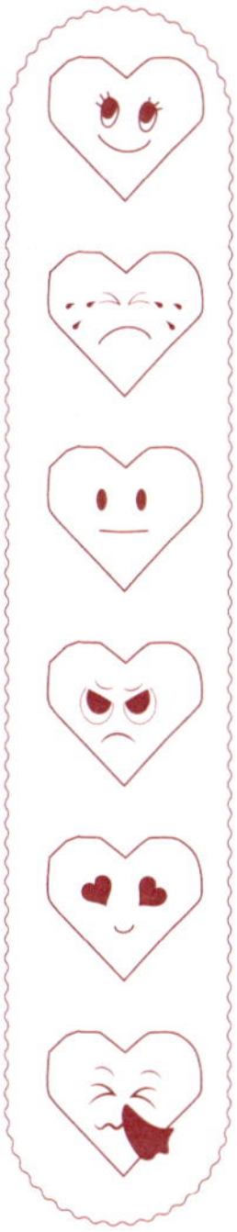

you are worth it

DATUM:

SOCIAL BATTERY

Wie viel Energie hatte ich heute?

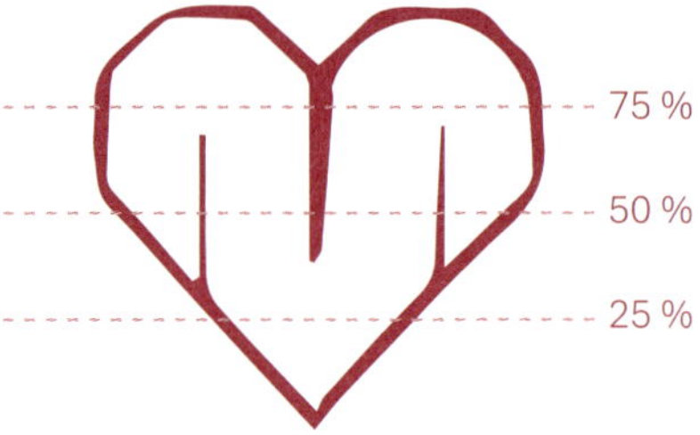

WAS HAT MICH HEUTE BESCHÄFTIGT?

WAS HABE ICH LETZTE NACHT GETRÄUMT?

ZYKLUS-PHASE

- Menstruation
- Folikel
- Ovulation
- Luteal

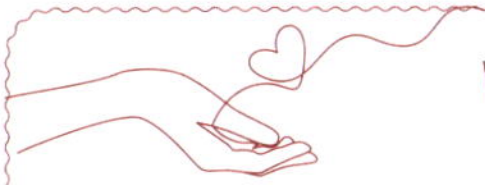

WOMIT KANN ICH MIR MORGEN ETWAS GUTES TUN?

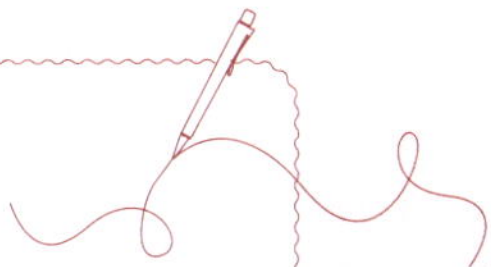

WANN HABE ICH MICH LEER
UND ERSCHÖPFT GEFÜHLT?

GEFÜHLS-BAROMETER

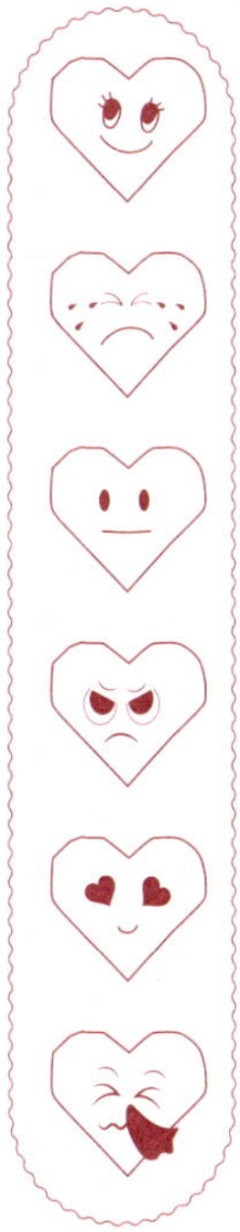

keep choosing you

DATUM:

SOCIAL BATTERY

Wie viel Energie hatte ich heute?

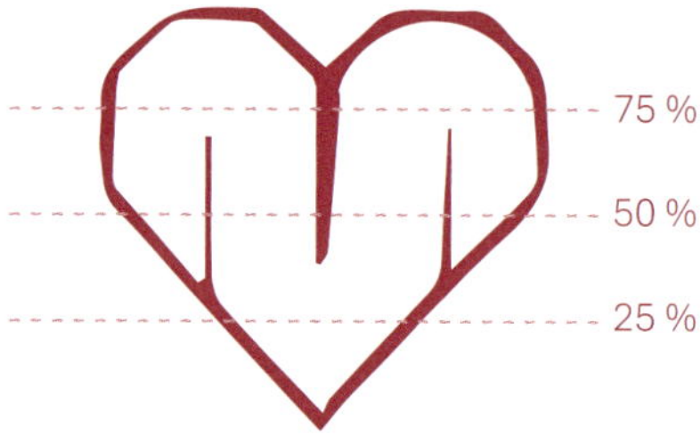

WAS HAT MICH HEUTE BESCHÄFTIGT?

WAS HABE ICH LETZTE NACHT GETRÄUMT?

ZYKLUS-PHASE

Menstruation

Folikel

Ovulation

Luteal

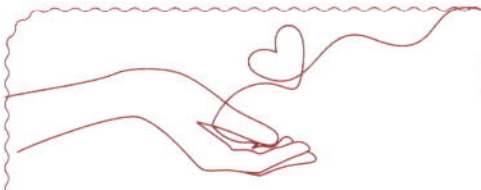

WELCHE DREI MOMENTE HABEN MIR HEUTE GUTGETAN?

WANN HABE ICH »JA« GESAGT,
OBWOHL ICH »NEIN« MEINTE?

GEFÜHLS-
BAROMETER

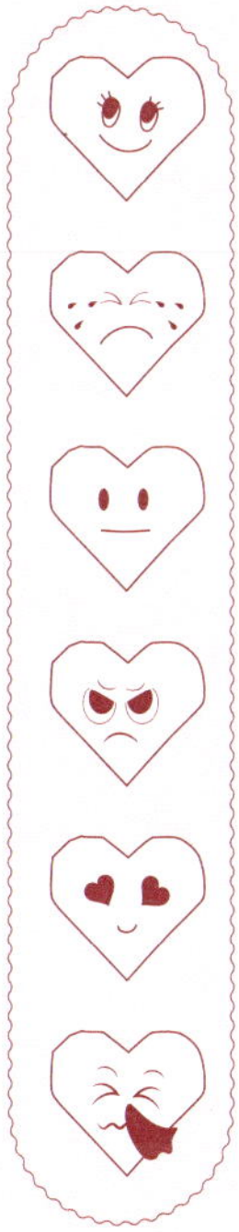

you are
worth it

DATUM:

SOCIAL BATTERY

Wie viel Energie hatte ich heute?

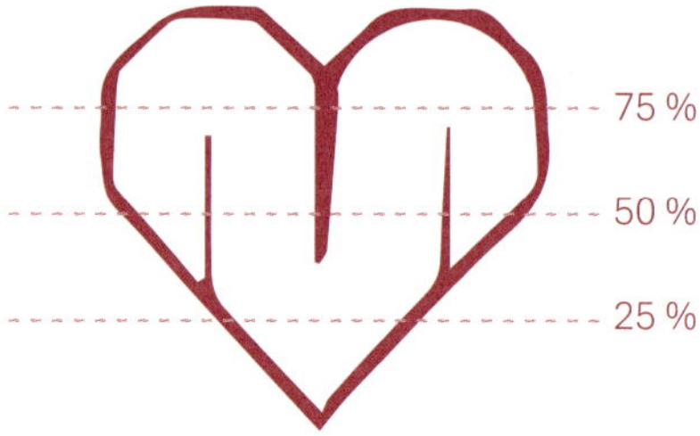

WAS HAT MICH HEUTE BESCHÄFTIGT?

WAS HABE ICH LETZTE NACHT GETRÄUMT?

ZYKLUS-PHASE

- Menstruation
- Folikel
- Ovulation
- Luteal

WOMIT KANN ICH MIR MORGEN ETWAS GUTES TUN?

WANN HABE ICH MICH LEER
UND ERSCHÖPFT GEFÜHLT?

GEFÜHLS-BAROMETER

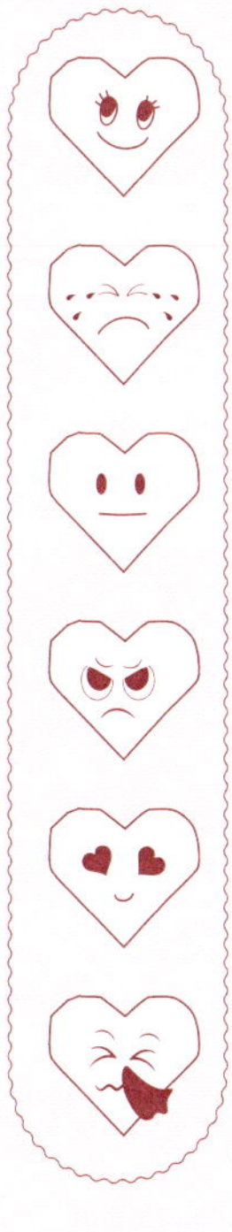

be kind to your mind

DATUM:

SOCIAL BATTERY

Wie viel Energie hatte ich heute?

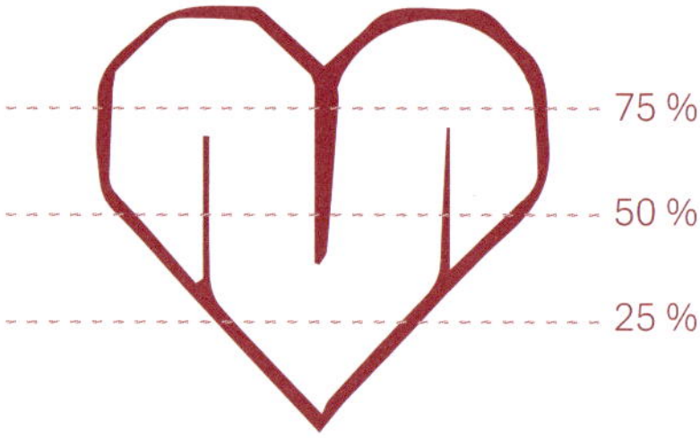

WAS HAT MICH HEUTE BESCHÄFTIGT?

WAS HABE ICH LETZTE NACHT GETRÄUMT?

ZYKLUS-PHASE

- Menstruation
- Folikel
- Ovulation
- Luteal

WELCHE DREI MOMENTE HABEN MIR HEUTE GUTGETAN?

WANN HABE ICH »JA« GESAGT,
OBWOHL ICH »NEIN« MEINTE?

GEFÜHLS-BAROMETER

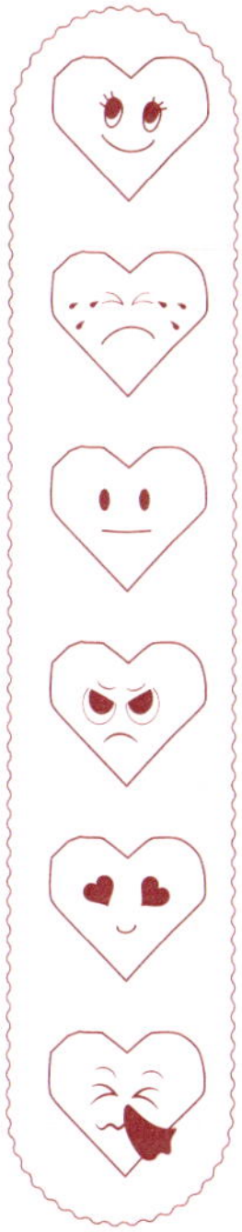

I love myself

DATUM:

SOCIAL BATTERY

Wie viel Energie hatte ich heute?

75 %

50 %

25 %

WAS HAT MICH HEUTE BESCHÄFTIGT?

WAS HABE ICH LETZTE NACHT GETRÄUMT?

ZYKLUS-PHASE

Menstruation

Folikel

Ovulation

Luteal

WOMIT KANN ICH MIR MORGEN ETWAS GUTES TUN?

WANN HABE ICH MICH LEER UND ERSCHÖPFT GEFÜHLT?

GEFÜHLS-BAROMETER

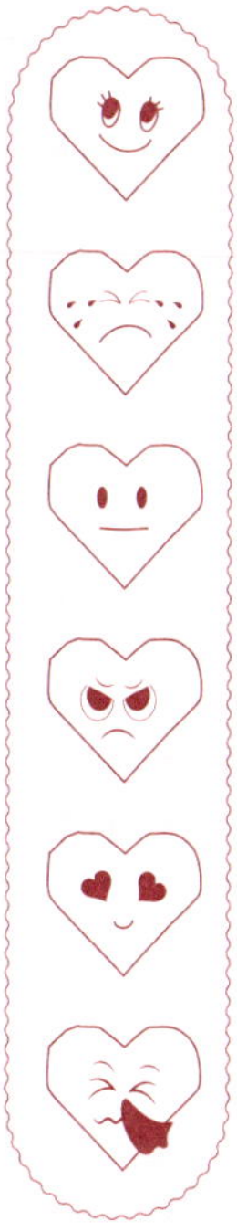

Selfcare is NOT selfish

DATUM:

SOCIAL BATTERY

Wie viel Energie hatte ich heute?

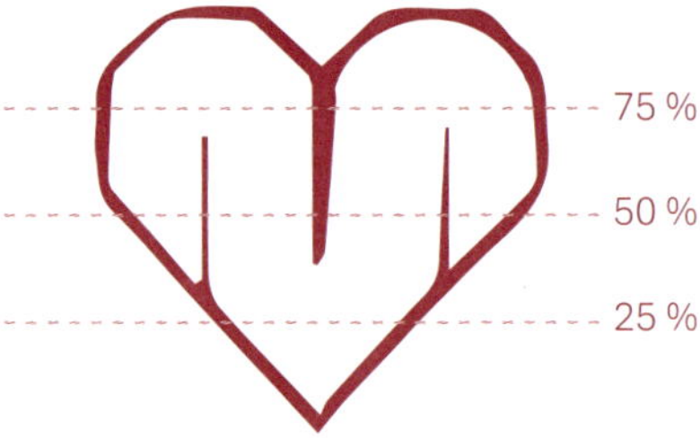

WAS HAT MICH HEUTE BESCHÄFTIGT?

WAS HABE ICH LETZTE NACHT GETRÄUMT?

ZYKLUS-PHASE

- Menstruation
- Folikel
- Ovulation
- Luteal

WELCHE DREI MOMENTE HABEN MIR HEUTE GUTGETAN?

WANN HABE ICH »JA« GESAGT, OBWOHL ICH »NEIN« MEINTE?

GEFÜHLS-BAROMETER

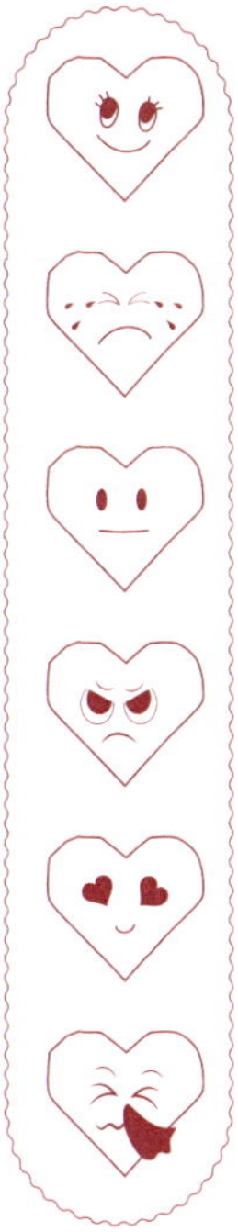

mental health matters

DATUM:

SOCIAL BATTERY

Wie viel Energie hatte ich heute?

75 %

50 %

25 %

WAS HAT MICH HEUTE BESCHÄFTIGT?

WAS HABE ICH LETZTE NACHT GETRÄUMT?

ZYKLUS-PHASE

Menstruation

Folikel

Ovulation

Luteal

WOMIT KANN ICH MIR MORGEN ETWAS GUTES TUN?

WANN HABE ICH MICH LEER
UND ERSCHÖPFT GEFÜHLT?

GEFÜHLS-BAROMETER

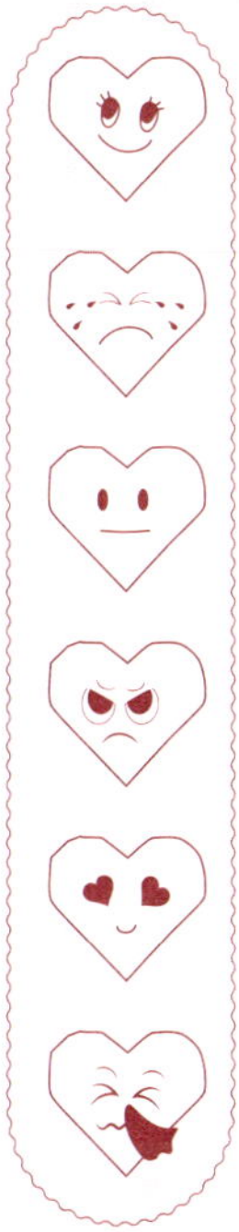

you are enough

DATUM:

SOCIAL BATTERY

Wie viel Energie hatte ich heute?

75 %

50 %

25 %

WAS HAT MICH HEUTE BESCHÄFTIGT?

WAS HABE ICH LETZTE NACHT GETRÄUMT?

ZYKLUS-PHASE

Menstruation

Folikel

Ovulation

Luteal

WELCHE DREI MOMENTE HABEN MIR HEUTE GUTGETAN?

WANN HABE ICH »JA« GESAGT,
OBWOHL ICH »NEIN« MEINTE?

GEFÜHLS-BAROMETER

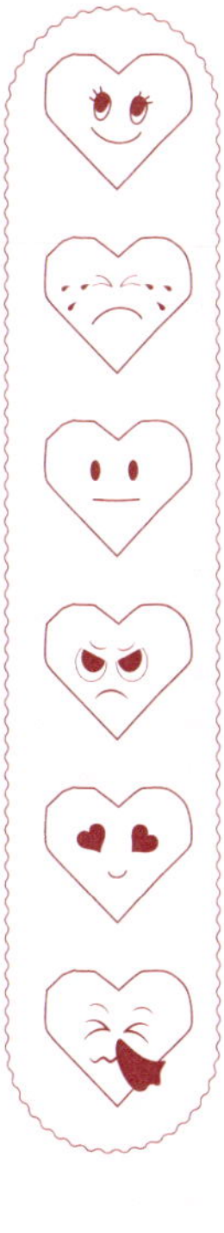

make happiness your PRIORITY

DATUM:

SOCIAL BATTERY

Wie viel Energie hatte ich heute?

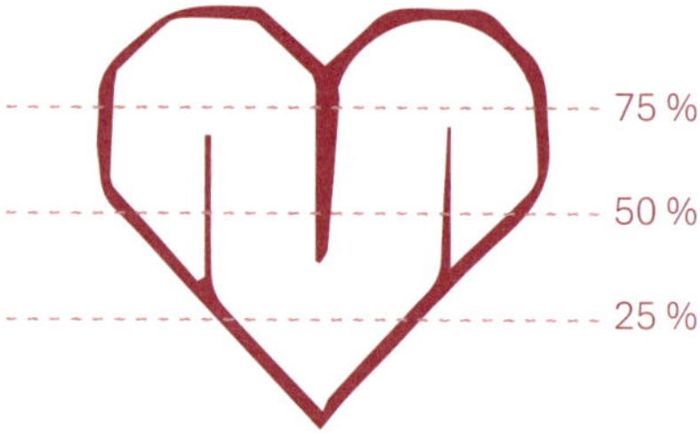

WAS HAT MICH HEUTE BESCHÄFTIGT?

ZYKLUS-PHASE

- Menstruation
- Folikel
- Ovulation
- Luteal

WAS HABE ICH LETZTE NACHT GETRÄUMT?

WOMIT KANN ICH MIR MORGEN ETWAS GUTES TUN?

WANN HABE ICH MICH LEER
UND ERSCHÖPFT GEFÜHLT?

GEFÜHLS-BAROMETER

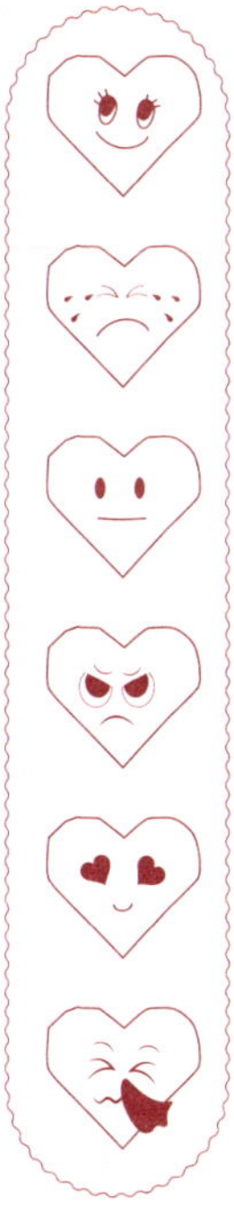

keep choosing you

DATUM:

SOCIAL BATTERY

Wie viel Energie hatte ich heute?

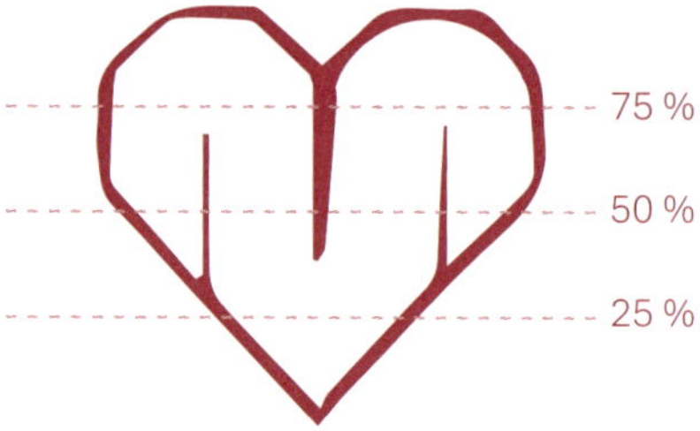

WAS HAT MICH HEUTE BESCHÄFTIGT?

WAS HABE ICH LETZTE NACHT GETRÄUMT?

ZYKLUS-PHASE

Menstruation

Folikel

Ovulation

Luteal

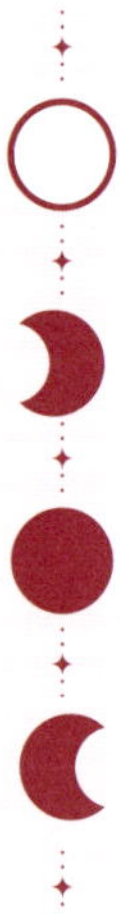

WELCHE DREI MOMENTE HABEN MIR HEUTE GUTGETAN?

WANN HABE ICH »JA« GESAGT,
OBWOHL ICH »NEIN« MEINTE?

GEFÜHLS-
BAROMETER

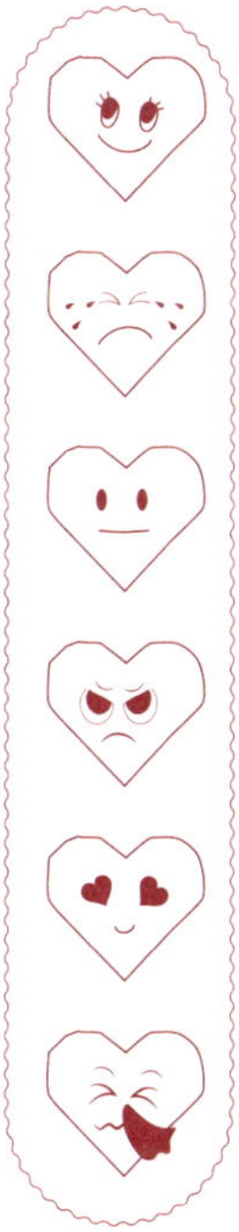

you are
worth it

DATUM:

SOCIAL BATTERY

Wie viel Energie hatte ich heute?

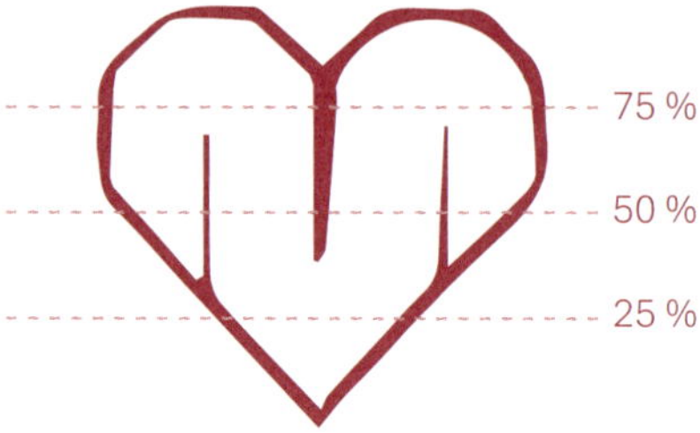

WAS HAT MICH HEUTE BESCHÄFTIGT?

ZYKLUS-PHASE

Menstruation

Folikel

Ovulation

Luteal

WAS HABE ICH LETZTE NACHT GETRÄUMT?

WOMIT KANN ICH MIR MORGEN ETWAS GUTES TUN?

WANN HABE ICH MICH LEER UND ERSCHÖPFT GEFÜHLT?

GEFÜHLS-BAROMETER

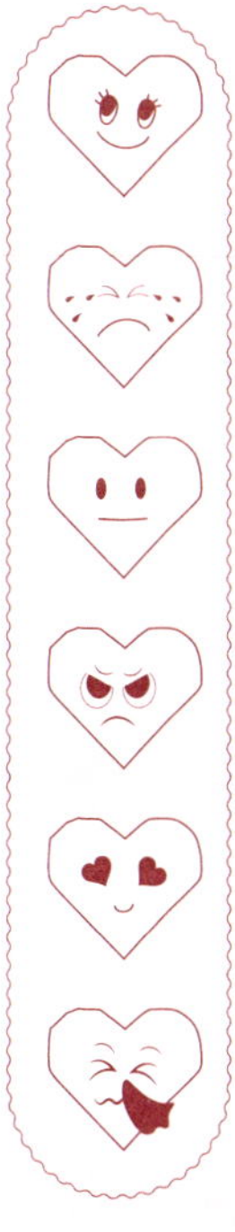

be kind to your mind

DATUM:

SOCIAL BATTERY

Wie viel Energie hatte ich heute?

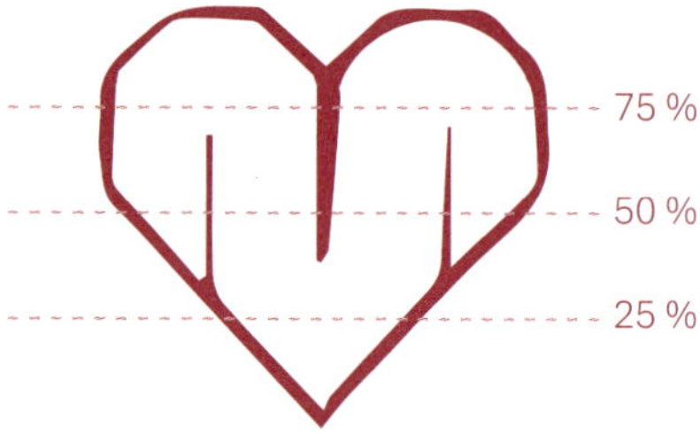

WAS HAT MICH HEUTE BESCHÄFTIGT?

WAS HABE ICH LETZTE NACHT GETRÄUMT?

ZYKLUS-PHASE

- Menstruation
- Folikel
- Ovulation
- Luteal

WELCHE DREI MOMENTE HABEN MIR HEUTE GUTGETAN?

WANN HABE ICH »JA« GESAGT, OBWOHL ICH »NEIN« MEINTE?

GEFÜHLS-BAROMETER

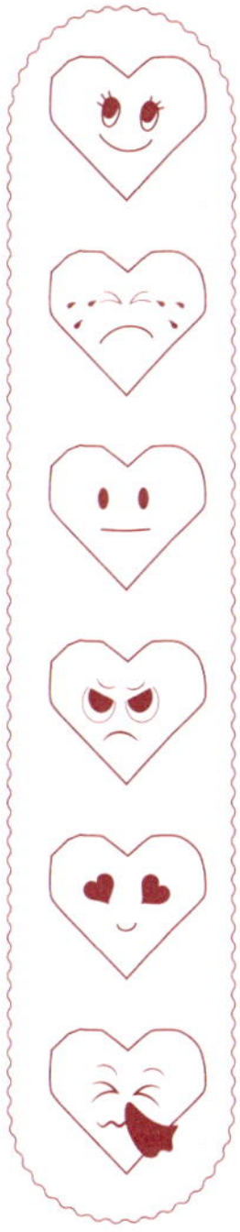

I love myself ♡

DATUM:

SOCIAL BATTERY

Wie viel Energie hatte ich heute?

75 %

50 %

25 %

WAS HAT MICH HEUTE BESCHÄFTIGT?

WAS HABE ICH LETZTE NACHT GETRÄUMT?

ZYKLUS-PHASE

Menstruation

Folikel

Ovulation

Luteal

WOMIT KANN ICH MIR MORGEN ETWAS GUTES TUN?

WANN HABE ICH MICH LEER
UND ERSCHÖPFT GEFÜHLT?

GEFÜHLS-BAROMETER

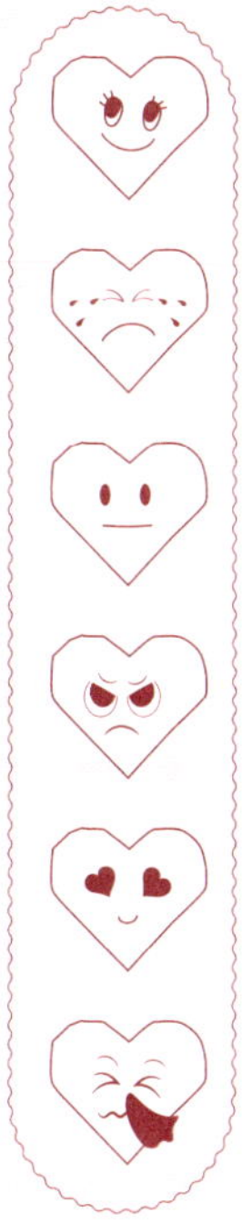

Selfcare is NOT selfish

DATUM:

SOCIAL BATTERY

Wie viel Energie hatte ich heute?

75 %

50 %

25 %

WAS HAT MICH HEUTE BESCHÄFTIGT?

WAS HABE ICH LETZTE NACHT GETRÄUMT?

ZYKLUS-PHASE

Menstruation

Folikel

Ovulation

Luteal

WELCHE DREI MOMENTE HABEN MIR HEUTE GUTGETAN?

WANN HABE ICH »JA« GESAGT, OBWOHL ICH »NEIN« MEINTE?

GEFÜHLS-BAROMETER

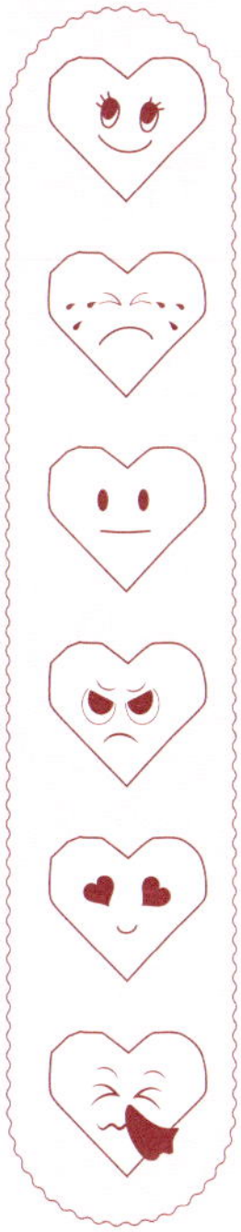

mental health matters

DATUM:

SOCIAL BATTERY

Wie viel Energie hatte ich heute?

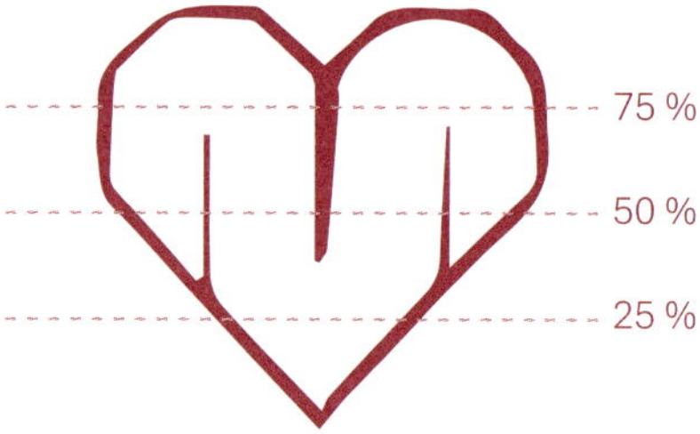

WAS HAT MICH HEUTE BESCHÄFTIGT?

WAS HABE ICH LETZTE NACHT GETRÄUMT?

ZYKLUS-PHASE

- Menstruation
- Folikel
- Ovulation
- Luteal

WOMIT KANN ICH MIR MORGEN ETWAS GUTES TUN?

WANN HABE ICH MICH LEER
UND ERSCHÖPFT GEFÜHLT?

GEFÜHLS-BAROMETER

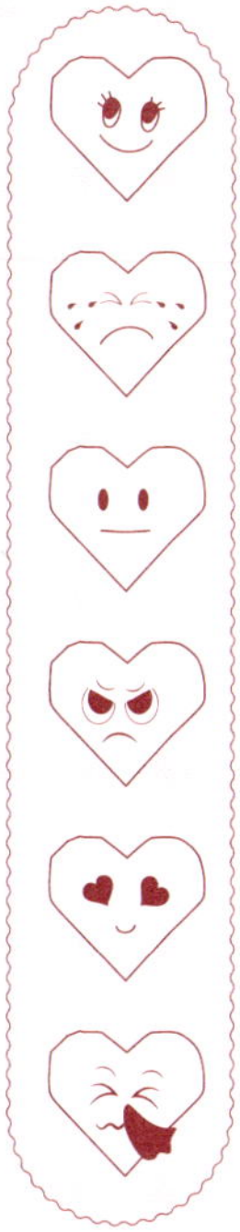

you are enough

DATUM:

SOCIAL BATTERY

Wie viel Energie hatte ich heute?

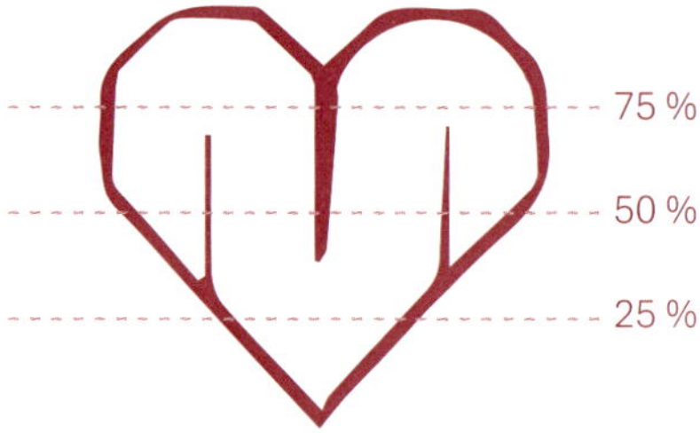

WAS HAT MICH HEUTE BESCHÄFTIGT?

WAS HABE ICH LETZTE NACHT GETRÄUMT?

ZYKLUS-PHASE

- Menstruation
- Folikel
- Ovulation
- Luteal

WELCHE DREI MOMENTE HABEN MIR HEUTE GUTGETAN?

WANN HABE ICH »JA« GESAGT, OBWOHL ICH »NEIN« MEINTE?

GEFÜHLS-BAROMETER

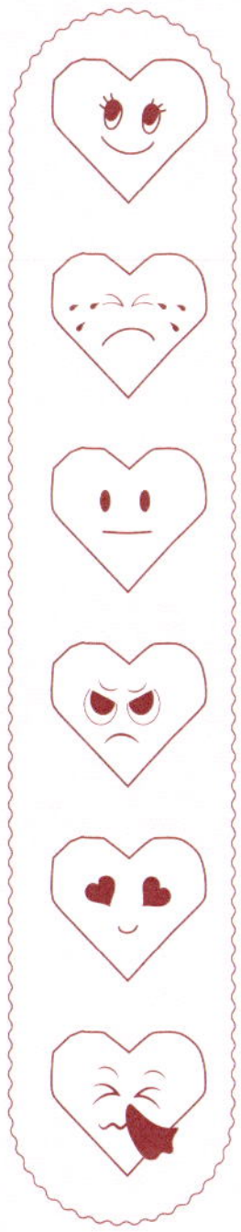

make happiness your PRIORITY

DATUM:

SOCIAL BATTERY

Wie viel Energie hatte ich heute?

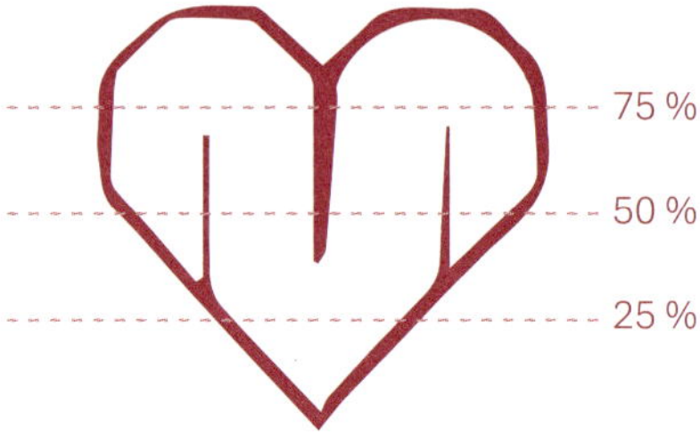

WAS HAT MICH HEUTE BESCHÄFTIGT?

WAS HABE ICH LETZTE NACHT GETRÄUMT?

ZYKLUS-PHASE

Menstruation

Folikel

Ovulation

Luteal

WOMIT KANN ICH MIR MORGEN ETWAS GUTES TUN?

WANN HABE ICH MICH LEER UND ERSCHÖPFT GEFÜHLT?

GEFÜHLS-BAROMETER

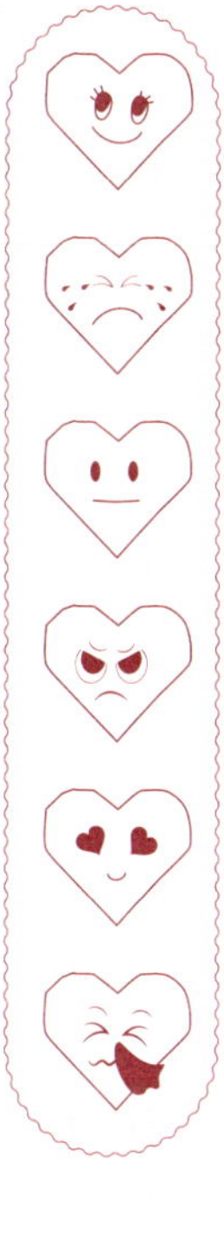

keep choosing you

DATUM:

SOCIAL BATTERY

Wie viel Energie hatte ich heute?

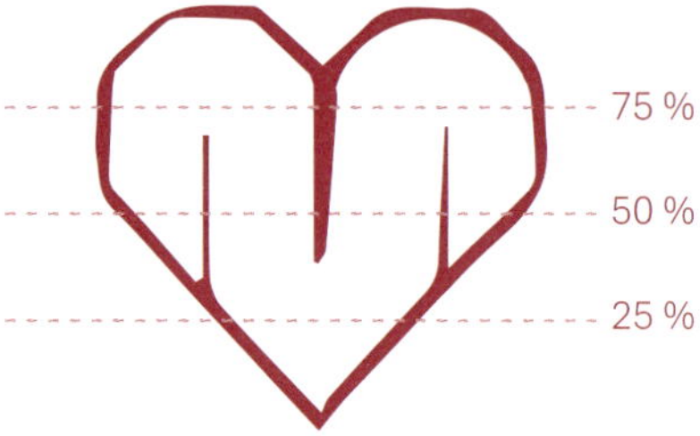

WAS HAT MICH HEUTE BESCHÄFTIGT?

WAS HABE ICH LETZTE NACHT GETRÄUMT?

ZYKLUS-PHASE

Menstruation

Folikel

Ovulation

Luteal

WELCHE DREI MOMENTE HABEN MIR HEUTE GUTGETAN?

WANN HABE ICH »JA« GESAGT,
OBWOHL ICH »NEIN« MEINTE?

GEFÜHLS-BAROMETER

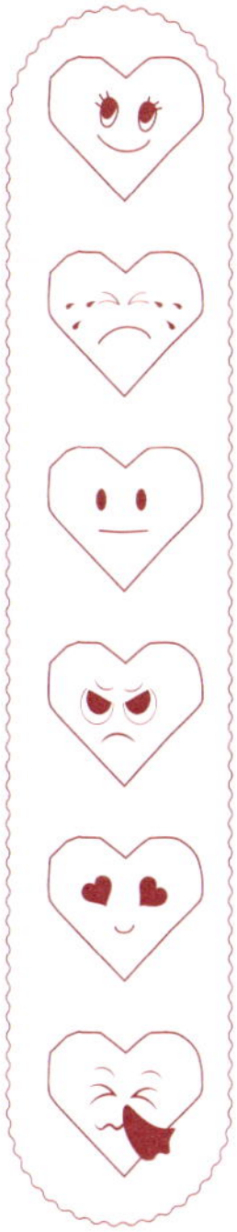

you are worth it

DATUM:

SOCIAL BATTERY

Wie viel Energie hatte ich heute?

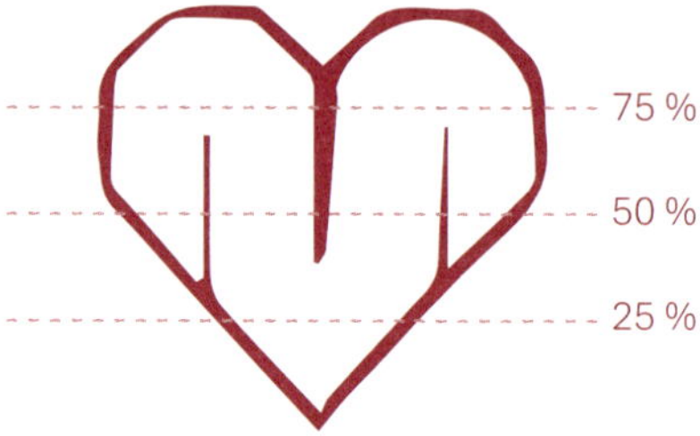

WAS HAT MICH HEUTE BESCHÄFTIGT?

ZYKLUS-PHASE

- Menstruation
- Folikel
- Ovulation
- Luteal

WAS HABE ICH LETZTE NACHT GETRÄUMT?

WOMIT KANN ICH MIR MORGEN ETWAS GUTES TUN?

WANN HABE ICH MICH LEER UND ERSCHÖPFT GEFÜHLT?

GEFÜHLS-BAROMETER

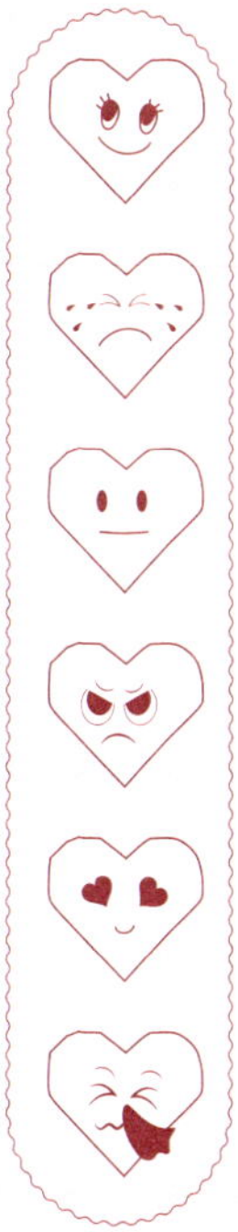

be kind to your mind

DATUM:

SOCIAL BATTERY

Wie viel Energie hatte ich heute?

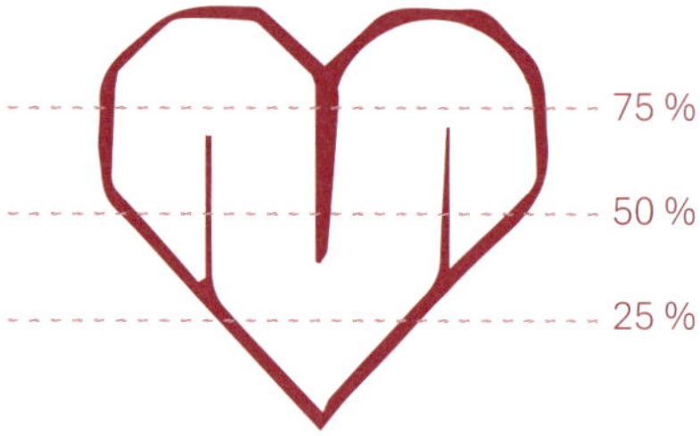

WAS HAT MICH HEUTE BESCHÄFTIGT?

WAS HABE ICH LETZTE NACHT GETRÄUMT?

ZYKLUS-PHASE

Menstruation

Folikel

Ovulation

Luteal

WELCHE DREI MOMENTE HABEN MIR HEUTE GUTGETAN?

WANN HABE ICH »JA« GESAGT,
OBWOHL ICH »NEIN« MEINTE?

GEFÜHLS-BAROMETER

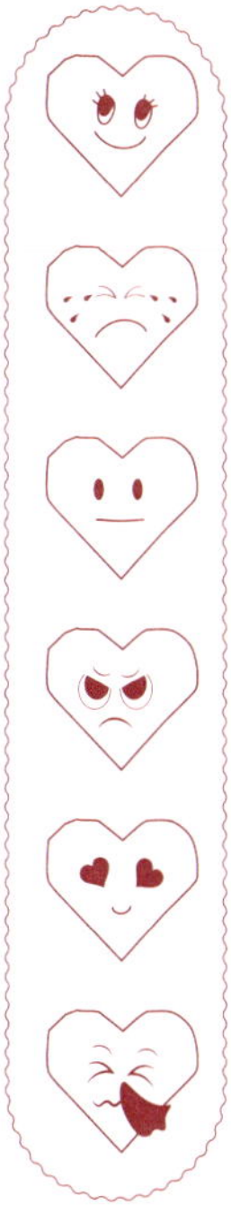

I love myself

DATUM:

SOCIAL BATTERY

Wie viel Energie hatte ich heute?

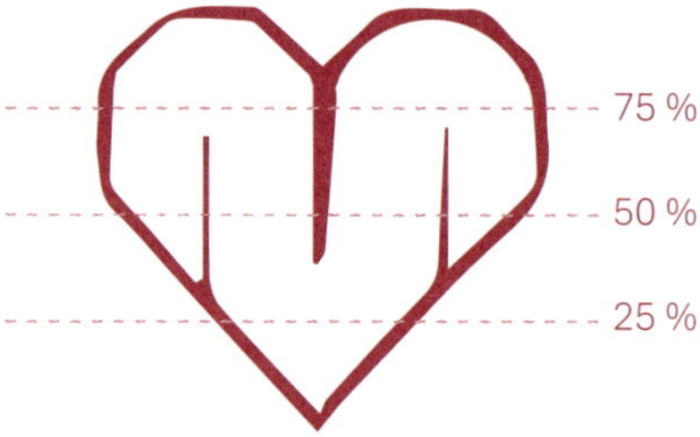

WAS HAT MICH HEUTE BESCHÄFTIGT?

ZYKLUS-PHASE

- Menstruation
- Folikel
- Ovulation
- Luteal

WAS HABE ICH LETZTE NACHT GETRÄUMT?

WOMIT KANN ICH MIR MORGEN ETWAS GUTES TUN?

WANN HABE ICH MICH LEER UND ERSCHÖPFT GEFÜHLT?

GEFÜHLS-BAROMETER

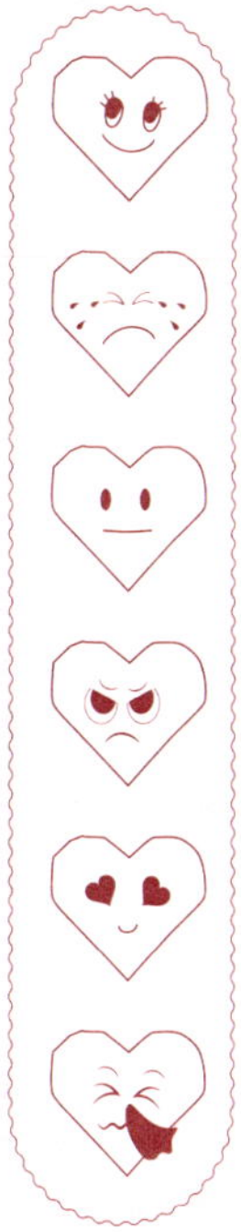

Selfcare is NOT selfish ♡

DATUM:

SOCIAL BATTERY

Wie viel Energie hatte ich heute?

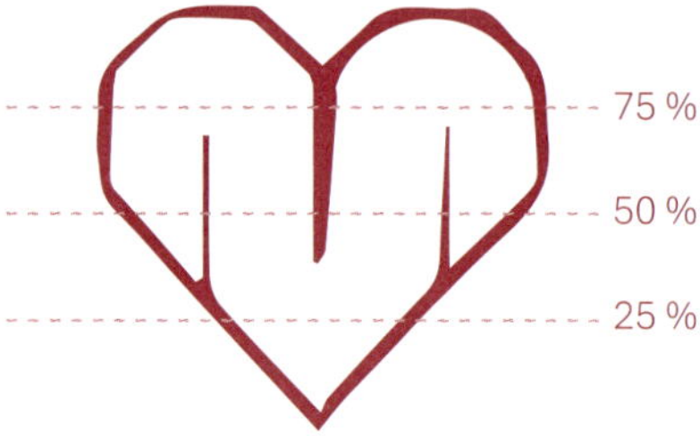

WAS HAT MICH HEUTE BESCHÄFTIGT?

WAS HABE ICH LETZTE NACHT GETRÄUMT?

ZYKLUS-PHASE

Menstruation

Folikel

Ovulation

Luteal

WELCHE DREI MOMENTE HABEN MIR HEUTE GUTGETAN?

WANN HABE ICH »JA« GESAGT,
OBWOHL ICH »NEIN« MEINTE?

GEFÜHLS-
BAROMETER

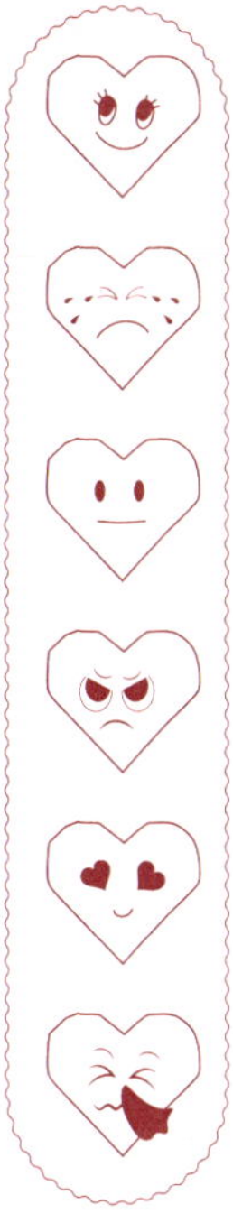

mental health
matters

DATUM: ~~~~~~~~~~~~~~~~~~~~

SOCIAL BATTERY

Wie viel Energie hatte ich heute?

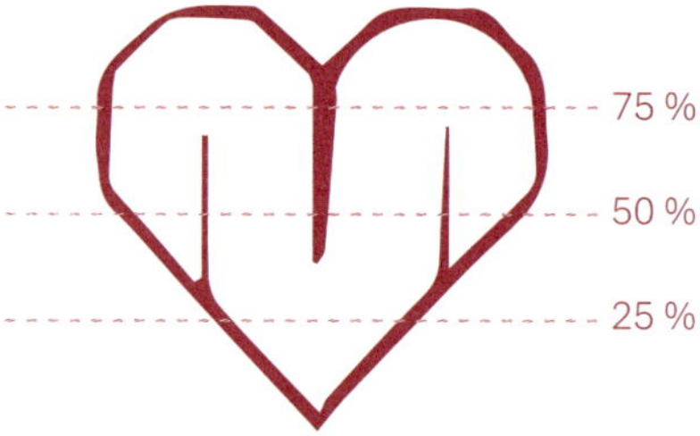

WAS HAT MICH HEUTE BESCHÄFTIGT?

WAS HABE ICH LETZTE NACHT GETRÄUMT?

ZYKLUS-PHASE

- Menstruation
- Folikel
- Ovulation
- Luteal

WOMIT KANN ICH MIR MORGEN ETWAS GUTES TUN?

WANN HABE ICH MICH LEER UND ERSCHÖPFT GEFÜHLT?

GEFÜHLS-BAROMETER

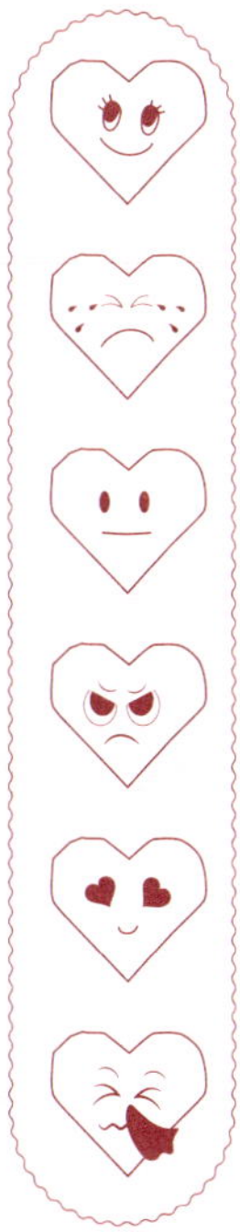

you are enough

DATUM:

SOCIAL BATTERY

Wie viel Energie hatte ich heute?

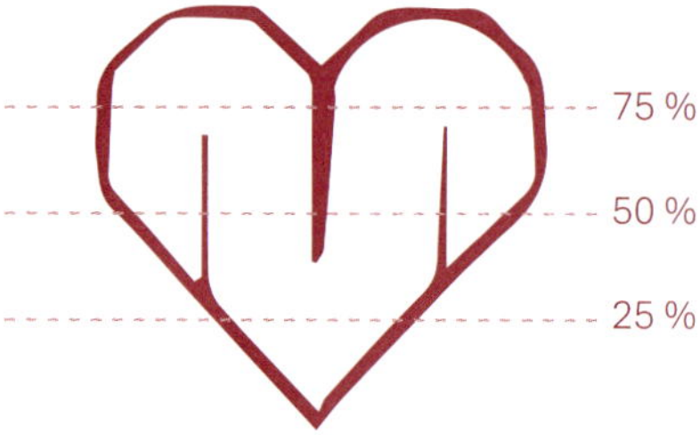

WAS HAT MICH HEUTE BESCHÄFTIGT?

WAS HABE ICH LETZTE NACHT GETRÄUMT?

ZYKLUS-PHASE

- Menstruation
- Folikel
- Ovulation
- Luteal

WELCHE DREI MOMENTE HABEN MIR HEUTE GUTGETAN?

WANN HABE ICH »JA« GESAGT, OBWOHL ICH »NEIN« MEINTE?

GEFÜHLS-BAROMETER

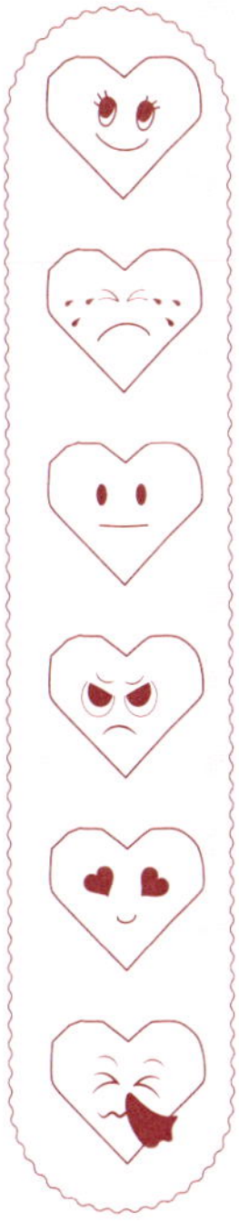

make happiness your PRIORITY

DATUM:

SOCIAL BATTERY

Wie viel Energie hatte ich heute?

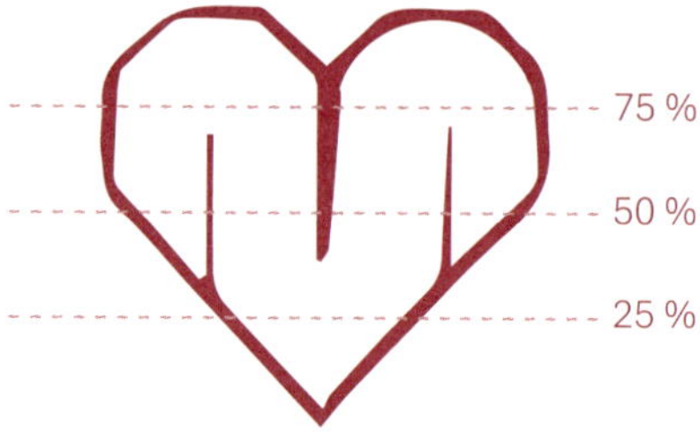

WAS HAT MICH HEUTE BESCHÄFTIGT?

WAS HABE ICH LETZTE NACHT GETRÄUMT?

ZYKLUS-PHASE

Menstruation

Folikel

Ovulation

Luteal

WOMIT KANN ICH MIR MORGEN ETWAS GUTES TUN?

WANN HABE ICH MICH LEER UND ERSCHÖPFT GEFÜHLT?

GEFÜHLS-BAROMETER

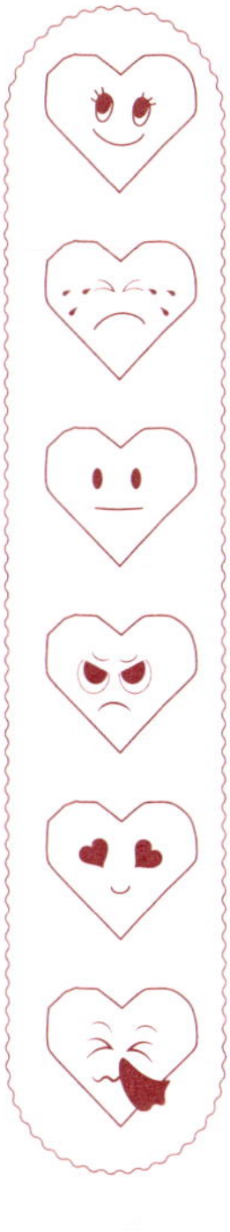

keep choosing you

DATUM:

SOCIAL BATTERY

Wie viel Energie hatte ich heute?

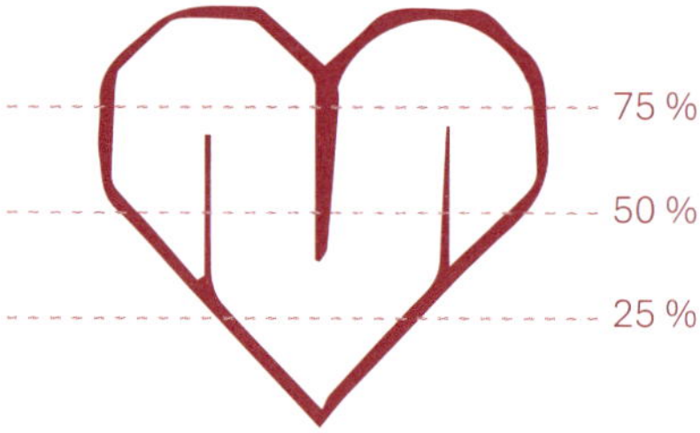

WAS HAT MICH HEUTE BESCHÄFTIGT?

WAS HABE ICH LETZTE NACHT GETRÄUMT?

ZYKLUS-PHASE

- Menstruation
- Folikel
- Ovulation
- Luteal

WELCHE DREI MOMENTE HABEN MIR HEUTE GUTGETAN?

WANN HABE ICH »JA« GESAGT,
OBWOHL ICH »NEIN« MEINTE?

GEFÜHLS-
BAROMETER

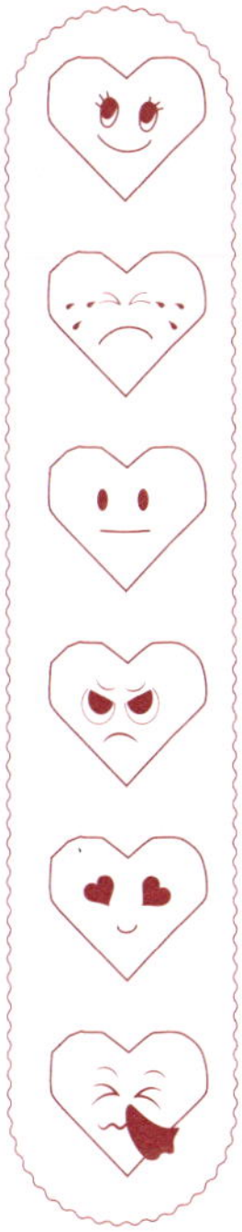

you are
worth it

DATUM:

SOCIAL BATTERY

Wie viel Energie hatte ich heute?

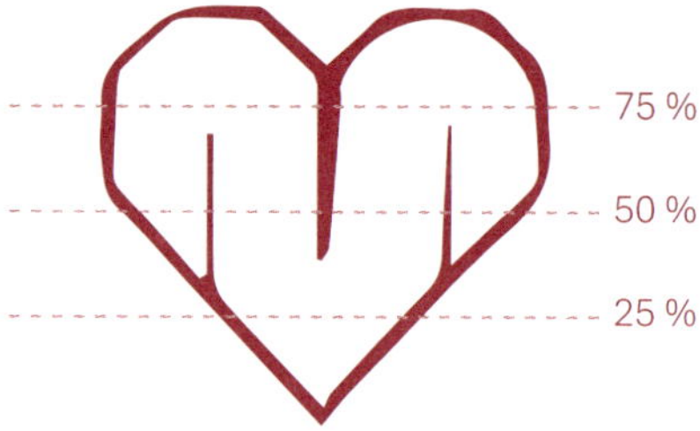

WAS HAT MICH HEUTE BESCHÄFTIGT?

WAS HABE ICH LETZTE NACHT GETRÄUMT?

ZYKLUS-PHASE

- Menstruation
- Folikel
- Ovulation
- Luteal

WOMIT KANN ICH MIR MORGEN ETWAS GUTES TUN?

WANN HABE ICH MICH LEER UND ERSCHÖPFT GEFÜHLT?

GEFÜHLS-BAROMETER

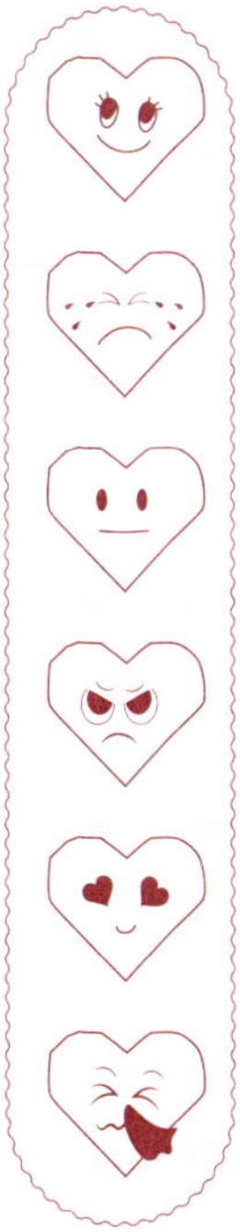

be kind to your mind

DATUM:

SOCIAL BATTERY

Wie viel Energie hatte ich heute?

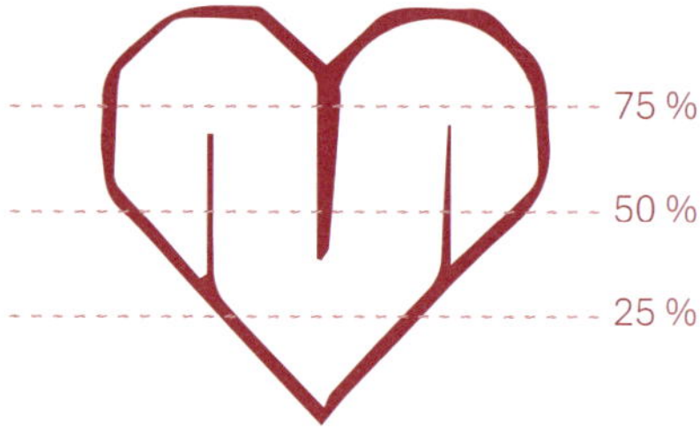

WAS HAT MICH HEUTE BESCHÄFTIGT?

WAS HABE ICH LETZTE NACHT GETRÄUMT?

ZYKLUS-PHASE

- Menstruation
- Folikel
- Ovulation
- Luteal

WELCHE DREI MOMENTE HABEN MIR HEUTE GUTGETAN?

WANN HABE ICH »JA« GESAGT, OBWOHL ICH »NEIN« MEINTE?

GEFÜHLS-BAROMETER

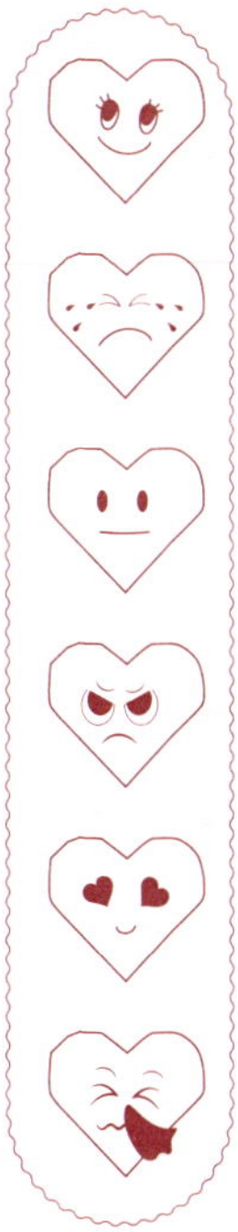

I love myself

DATUM:

SOCIAL BATTERY

Wie viel Energie hatte ich heute?

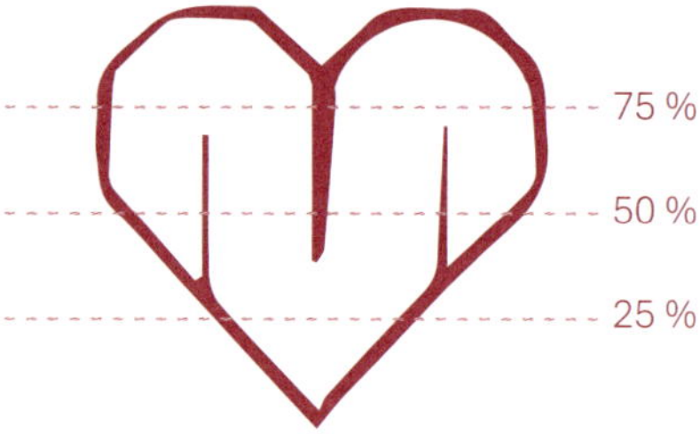

WAS HAT MICH HEUTE BESCHÄFTIGT?

WAS HABE ICH LETZTE NACHT GETRÄUMT?

ZYKLUS-PHASE

- Menstruation
- Folikel
- Ovulation
- Luteal

WOMIT KANN ICH MIR MORGEN ETWAS GUTES TUN?

WANN HABE ICH MICH LEER
UND ERSCHÖPFT GEFÜHLT?

GEFÜHLS-
BAROMETER

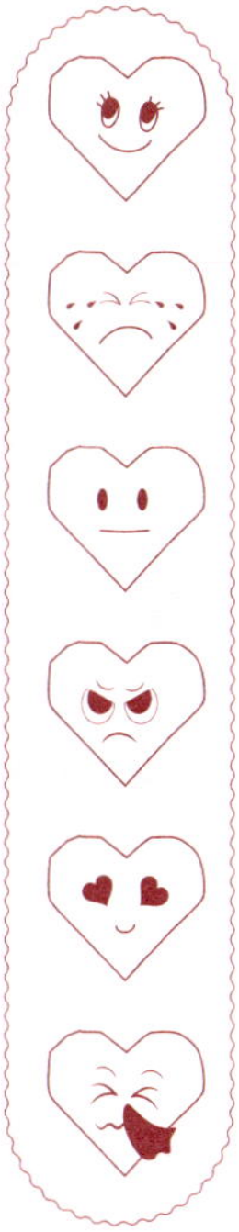

Selfcare is
NOT
selfish

DATUM:

SOCIAL BATTERY

Wie viel Energie hatte ich heute?

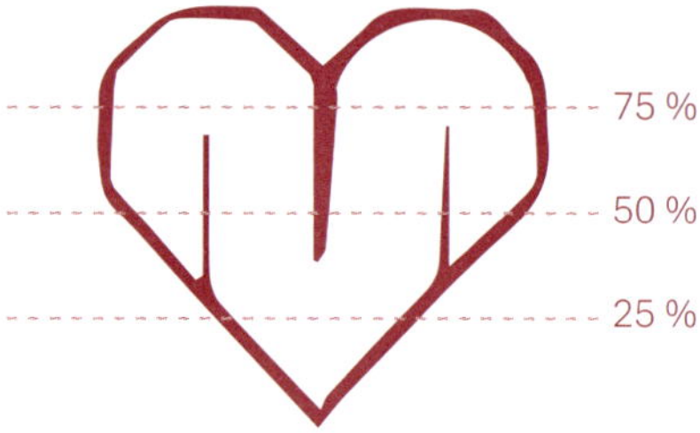

WAS HAT MICH HEUTE BESCHÄFTIGT?

WAS HABE ICH LETZTE NACHT GETRÄUMT?

ZYKLUS-PHASE

- Menstruation
- Folikel
- Ovulation
- Luteal

WELCHE DREI MOMENTE HABEN MIR HEUTE GUTGETAN?

WANN HABE ICH »JA« GESAGT, OBWOHL ICH »NEIN« MEINTE?

GEFÜHLS-BAROMETER

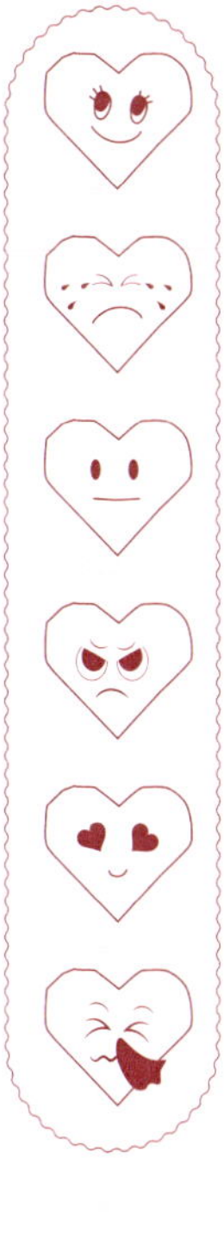

mental health matters

DATUM:

SOCIAL BATTERY

Wie viel Energie hatte ich heute?

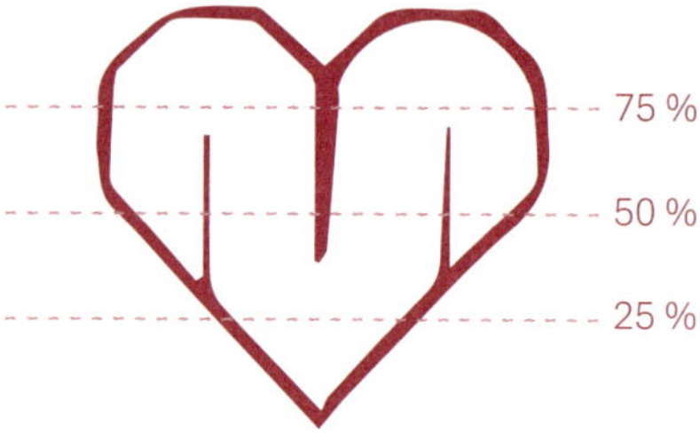

WAS HAT MICH HEUTE BESCHÄFTIGT?

WAS HABE ICH LETZTE NACHT GETRÄUMT?

ZYKLUS-PHASE

- Menstruation
- Folikel
- Ovulation
- Luteal

WOMIT KANN ICH MIR MORGEN ETWAS GUTES TUN?

WANN HABE ICH MICH LEER UND ERSCHÖPFT GEFÜHLT?

GEFÜHLS-BAROMETER

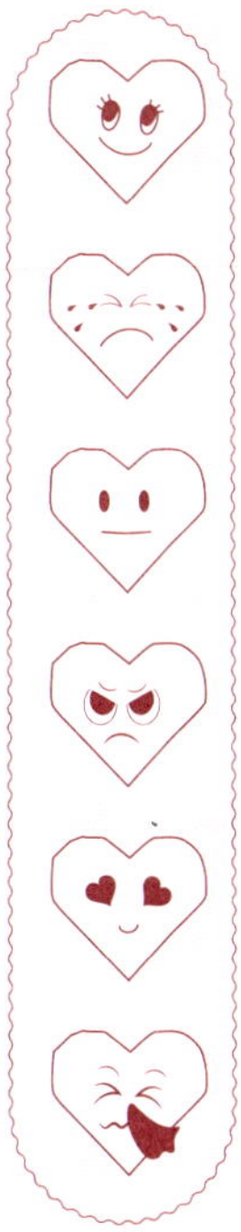

you are enough

DATUM:

SOCIAL BATTERY

Wie viel Energie hatte ich heute?

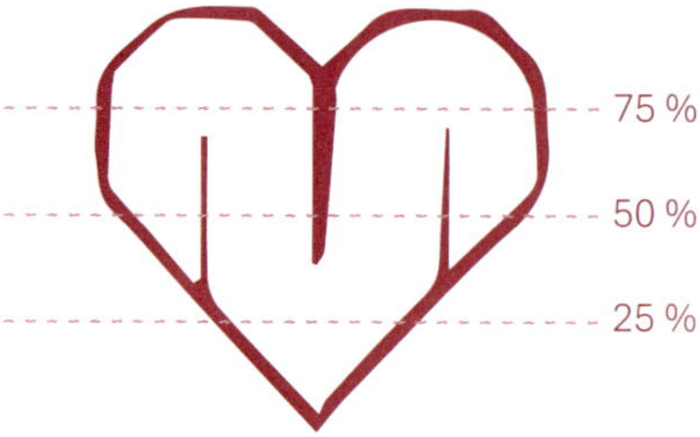

WAS HAT MICH HEUTE BESCHÄFTIGT?

ZYKLUS-PHASE

Menstruation

Folikel

Ovulation

Luteal

WAS HABE ICH LETZTE NACHT GETRÄUMT?

WELCHE DREI MOMENTE HABEN MIR HEUTE GUTGETAN?

WANN HABE ICH »JA« GESAGT,
OBWOHL ICH »NEIN« MEINTE?

GEFÜHLS-BAROMETER

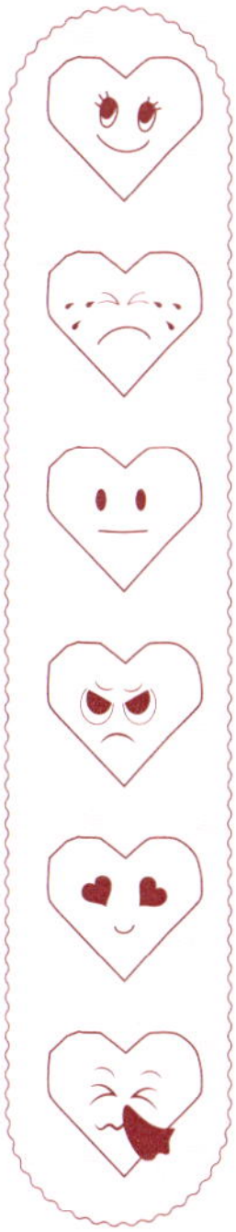

make happiness
your
PRIORITY

DATUM:

SOCIAL BATTERY

Wie viel Energie hatte ich heute?

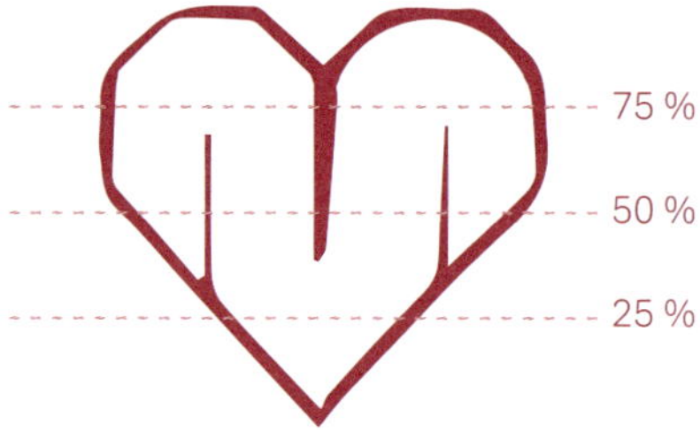

WAS HAT MICH HEUTE BESCHÄFTIGT?

WAS HABE ICH LETZTE NACHT GETRÄUMT?

ZYKLUS-PHASE

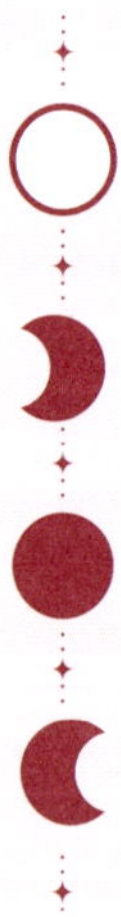

Menstruation

Folikel

Ovulation

Luteal

WOMIT KANN ICH MIR MORGEN ETWAS GUTES TUN?

WANN HABE ICH MICH LEER UND ERSCHÖPFT GEFÜHLT?

GEFÜHLS-BAROMETER

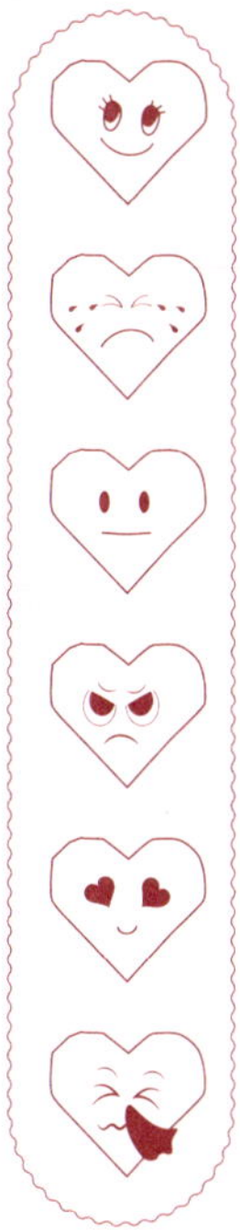

keep choosing you

DATUM:

SOCIAL BATTERY

Wie viel Energie hatte ich heute?

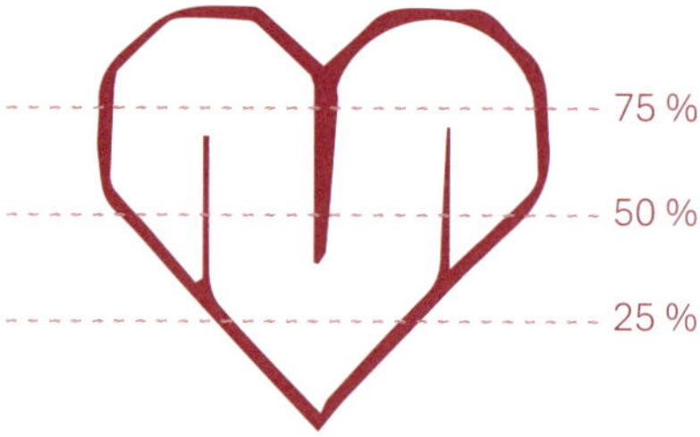

WAS HAT MICH HEUTE BESCHÄFTIGT?

WAS HABE ICH LETZTE NACHT GETRÄUMT?

ZYKLUS-PHASE

Menstruation

Folikel

Ovulation

Luteal

WELCHE DREI MOMENTE HABEN MIR HEUTE GUTGETAN?

WANN HABE ICH »JA« GESAGT,
OBWOHL ICH »NEIN« MEINTE?

GEFÜHLS-
BAROMETER

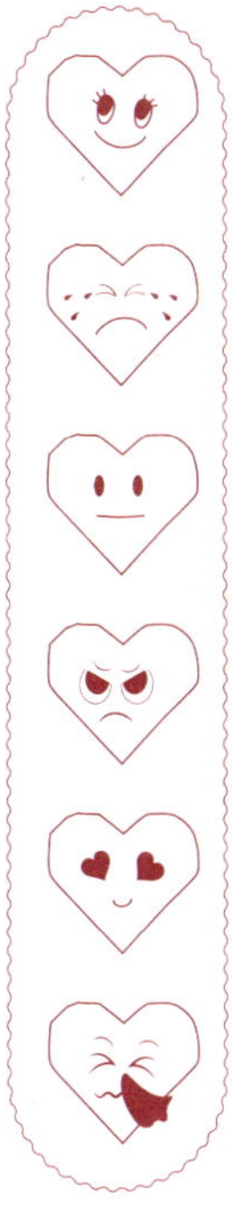

you are
worth it

DATUM:

SOCIAL BATTERY

Wie viel Energie hatte ich heute?

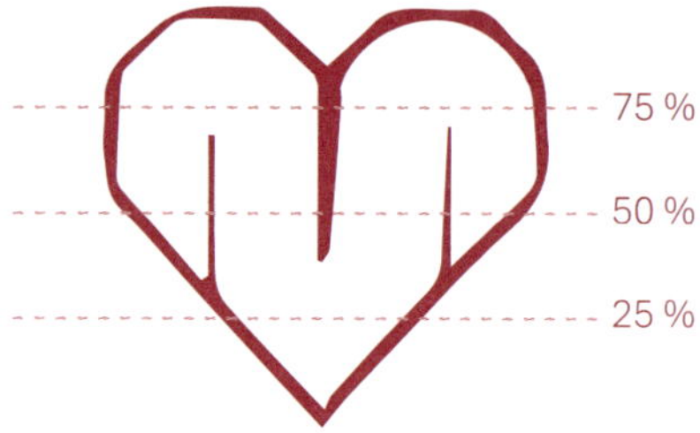

WAS HAT MICH HEUTE BESCHÄFTIGT?

WAS HABE ICH LETZTE NACHT GETRÄUMT?

ZYKLUS-PHASE

Menstruation

Folikel

Ovulation

Luteal

WOMIT KANN ICH MIR MORGEN ETWAS GUTES TUN?

WANN HABE ICH MICH LEER UND ERSCHÖPFT GEFÜHLT?

GEFÜHLS-BAROMETER

be kind to your mind

DATUM:

SOCIAL BATTERY

Wie viel Energie hatte ich heute?

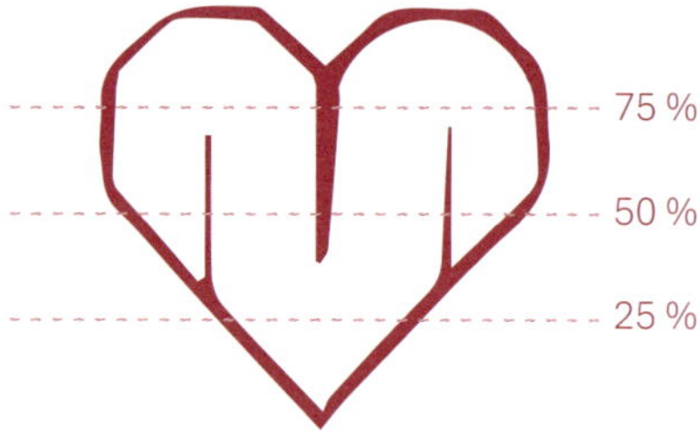

WAS HAT MICH HEUTE BESCHÄFTIGT?

WAS HABE ICH LETZTE NACHT GETRÄUMT?

ZYKLUS-PHASE

Menstruation

Folikel

Ovulation

Luteal

WELCHE DREI MOMENTE HABEN MIR HEUTE GUTGETAN?

WANN HABE ICH »JA« GESAGT,
OBWOHL ICH »NEIN« MEINTE?

GEFÜHLS-
BAROMETER

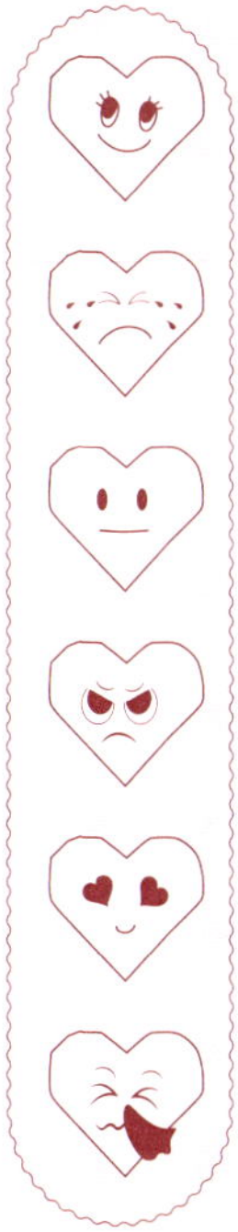

I love myself

DATUM:

SOCIAL BATTERY

Wie viel Energie hatte ich heute?

75 %

50 %

25 %

WAS HAT MICH HEUTE BESCHÄFTIGT?

WAS HABE ICH LETZTE NACHT GETRÄUMT?

ZYKLUS-PHASE

Menstruation

Folikel

Ovulation

Luteal

WOMIT KANN ICH MIR MORGEN ETWAS GUTES TUN?

WANN HABE ICH MICH LEER
UND ERSCHÖPFT GEFÜHLT?

GEFÜHLS-
BAROMETER

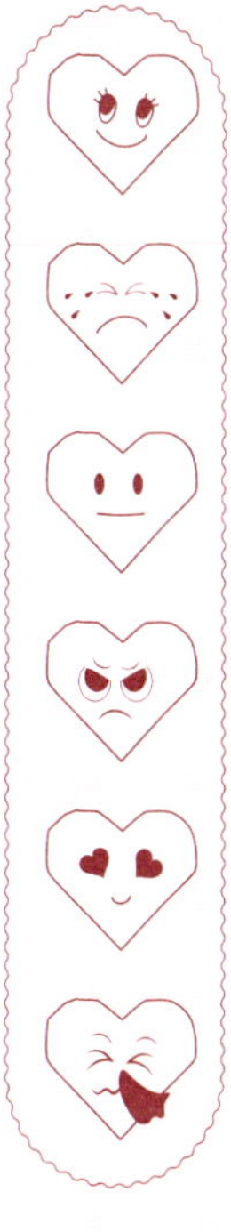

Selfcare is
NOT
selfish

DATUM:

SOCIAL BATTERY

Wie viel Energie hatte ich heute?

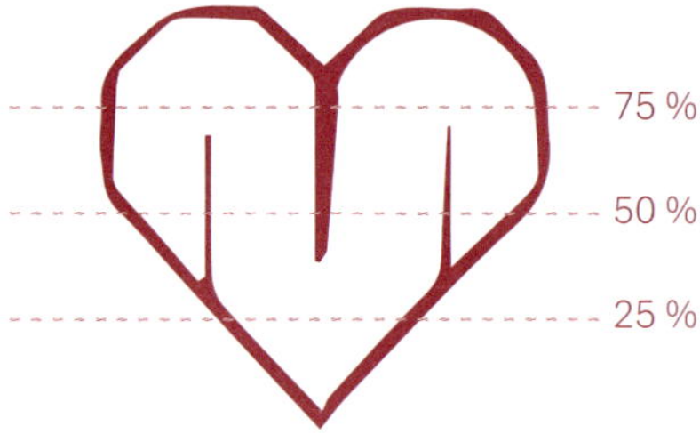

WAS HAT MICH HEUTE BESCHÄFTIGT?

ZYKLUS-PHASE

Menstruation

Folikel

Ovulation

Luteal

WAS HABE ICH LETZTE NACHT GETRÄUMT?

WELCHE DREI MOMENTE HABEN MIR HEUTE GUTGETAN?

WANN HABE ICH »JA« GESAGT,
OBWOHL ICH »NEIN« MEINTE?

GEFÜHLS-
BAROMETER

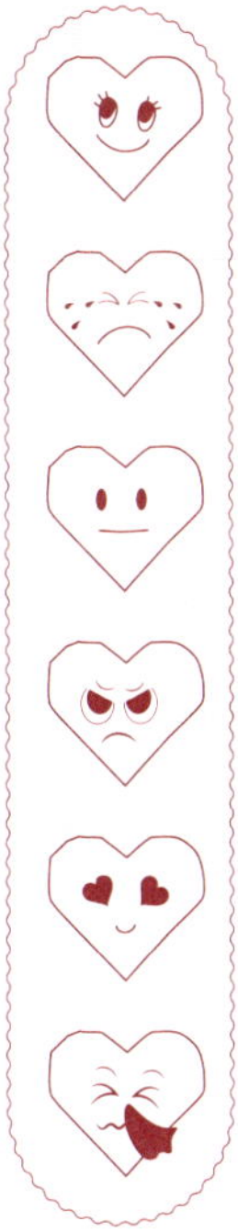

mental health
matters

DATUM:

SOCIAL BATTERY

Wie viel Energie hatte ich heute?

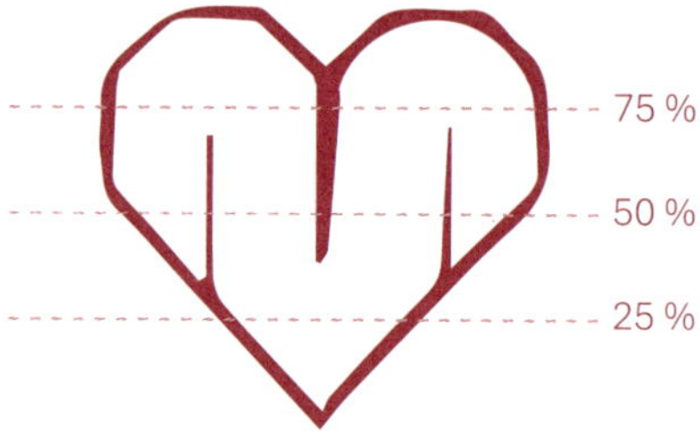

WAS HAT MICH HEUTE BESCHÄFTIGT?

ZYKLUS-PHASE

- Menstruation
- Folikel
- Ovulation
- Luteal

WAS HABE ICH LETZTE NACHT GETRÄUMT?

WOMIT KANN ICH MIR MORGEN ETWAS GUTES TUN?

WANN HABE ICH MICH LEER
UND ERSCHÖPFT GEFÜHLT?

GEFÜHLS-
BAROMETER

you are enough

DATUM:

SOCIAL BATTERY

Wie viel Energie hatte ich heute?

75 %

50 %

25 %

WAS HAT MICH HEUTE BESCHÄFTIGT?

WAS HABE ICH LETZTE NACHT GETRÄUMT?

ZYKLUS-PHASE

Menstruation

Folikel

Ovulation

Luteal

WELCHE DREI MOMENTE HABEN MIR HEUTE GUTGETAN?

WANN HABE ICH »JA« GESAGT, OBWOHL ICH »NEIN« MEINTE?

GEFÜHLS-BAROMETER

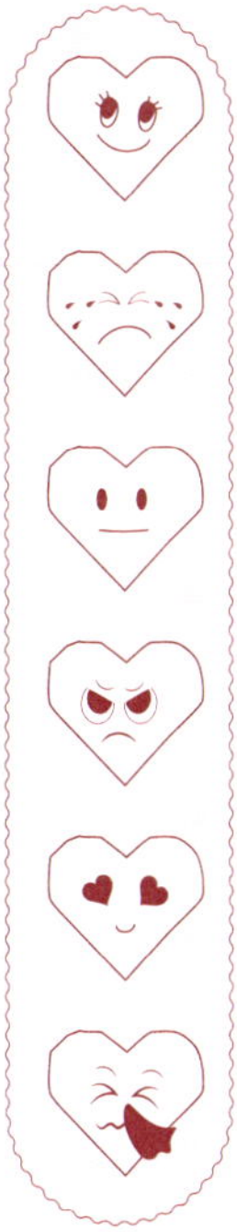

make happiness your PRIORITY

DATUM:

SOCIAL BATTERY

Wie viel Energie hatte ich heute?

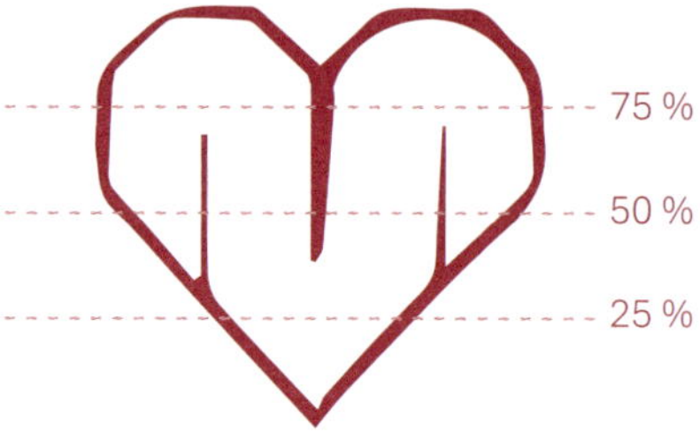

WAS HAT MICH HEUTE BESCHÄFTIGT?

WAS HABE ICH LETZTE NACHT GETRÄUMT?

ZYKLUS-PHASE

Menstruation

Folikel

Ovulation

Luteal

WOMIT KANN ICH MIR MORGEN ETWAS GUTES TUN?

WANN HABE ICH MICH LEER
UND ERSCHÖPFT GEFÜHLT?

GEFÜHLS-
BAROMETER

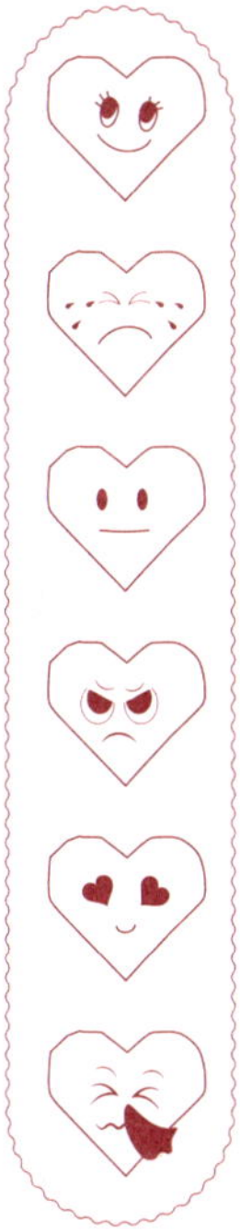

keep choosing you ♥

DATUM:

SOCIAL BATTERY

Wie viel Energie hatte ich heute?

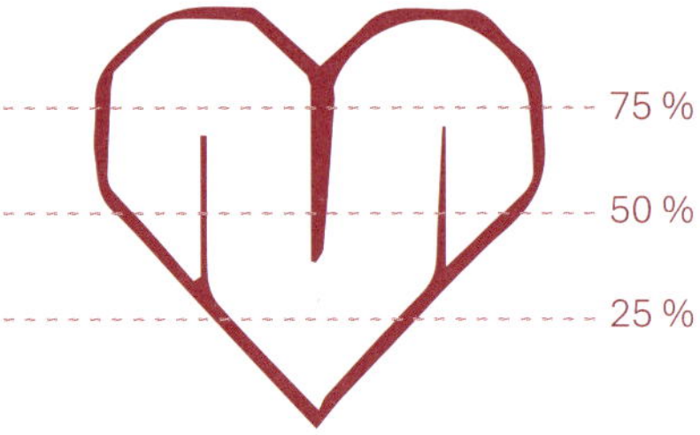

WAS HAT MICH HEUTE BESCHÄFTIGT?

WAS HABE ICH LETZTE NACHT GETRÄUMT?

ZYKLUS-PHASE

Menstruation

Folikel

Ovulation

Luteal

WELCHE DREI MOMENTE HABEN MIR HEUTE GUTGETAN?

WANN HABE ICH »JA« GESAGT,
OBWOHL ICH »NEIN« MEINTE?

GEFÜHLS-BAROMETER

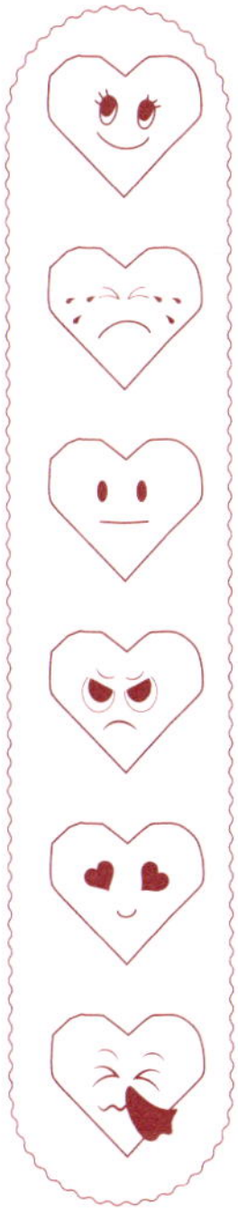

you are worth it

DATUM:

SOCIAL BATTERY

Wie viel Energie hatte ich heute?

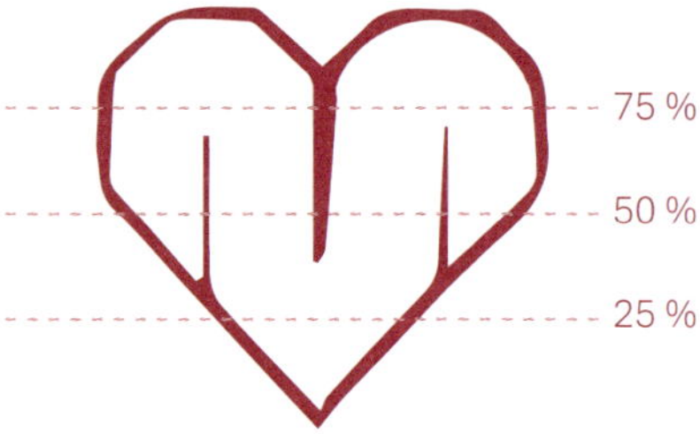

WAS HAT MICH HEUTE BESCHÄFTIGT?

ZYKLUS-PHASE

- Menstruation
- Folikel
- Ovulation
- Luteal

WAS HABE ICH LETZTE NACHT GETRÄUMT?

WOMIT KANN ICH MIR MORGEN ETWAS GUTES TUN?

WANN HABE ICH MICH LEER
UND ERSCHÖPFT GEFÜHLT?

GEFÜHLS-BAROMETER

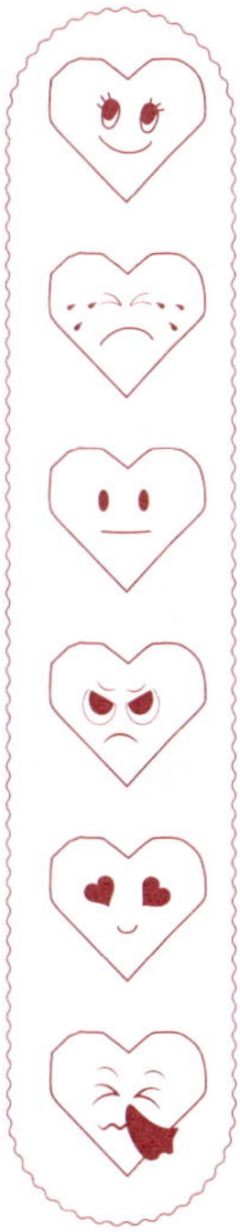

be kind to your mind

DATUM:

SOCIAL BATTERY

Wie viel Energie hatte ich heute?

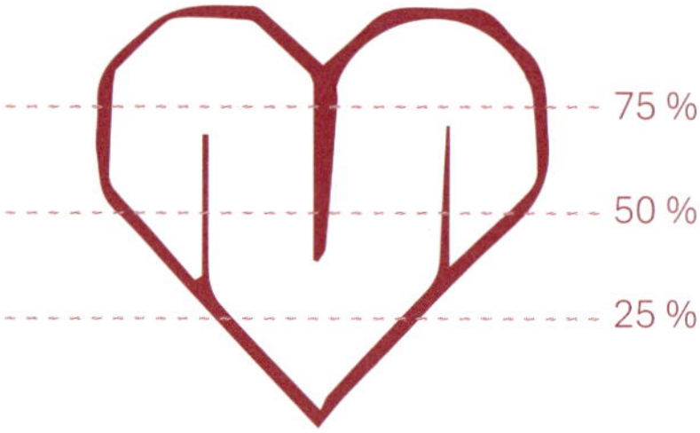

WAS HAT MICH HEUTE BESCHÄFTIGT?

ZYKLUS-PHASE

Menstruation

Folikel

Ovulation

Luteal

WAS HABE ICH LETZTE NACHT GETRÄUMT?

WELCHE DREI MOMENTE HABEN MIR HEUTE GUTGETAN?

WANN HABE ICH »JA« GESAGT,
OBWOHL ICH »NEIN« MEINTE?

GEFÜHLS-BAROMETER

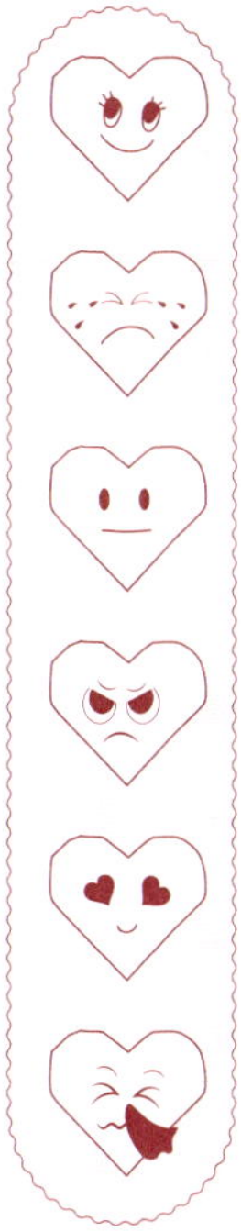

I love myself

DATUM: ________________

SOCIAL BATTERY

Wie viel Energie hatte ich heute?

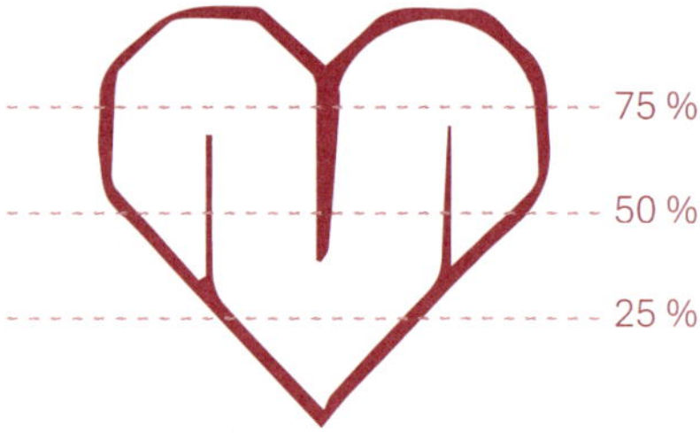

WAS HAT MICH HEUTE BESCHÄFTIGT?

ZYKLUS-PHASE

- Menstruation ◯
- Folikel ◯
- Ovulation ◯
- Luteal ◯

WAS HABE ICH LETZTE NACHT GETRÄUMT?

WOMIT KANN ICH MIR MORGEN ETWAS GUTES TUN?

WANN HABE ICH MICH LEER
UND ERSCHÖPFT GEFÜHLT?

GEFÜHLS-
BAROMETER

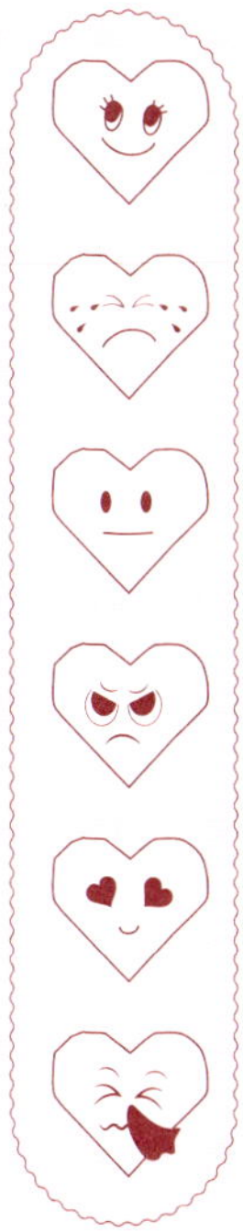

Selfcare is
NOT
selfish

DATUM:

SOCIAL BATTERY

Wie viel Energie hatte ich heute?

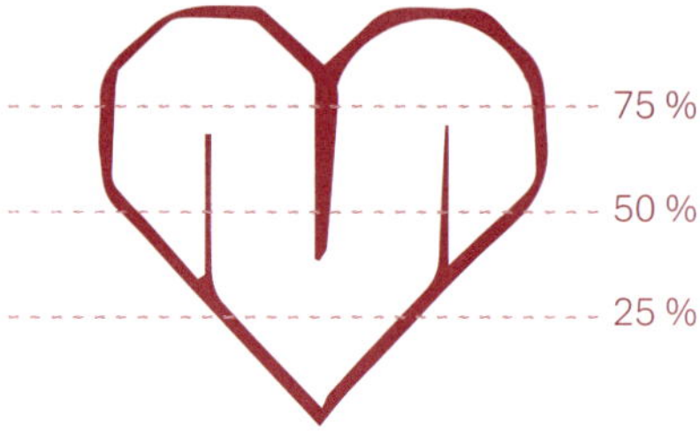

WAS HAT MICH HEUTE BESCHÄFTIGT?

WAS HABE ICH LETZTE NACHT GETRÄUMT?

ZYKLUS-PHASE

Menstruation

Folikel

Ovulation

Luteal

WELCHE DREI MOMENTE HABEN MIR HEUTE GUTGETAN?

WANN HABE ICH »JA« GESAGT,
OBWOHL ICH »NEIN« MEINTE?

GEFÜHLS-BAROMETER

mental health matters

DATUM:

SOCIAL BATTERY

Wie viel Energie hatte ich heute?

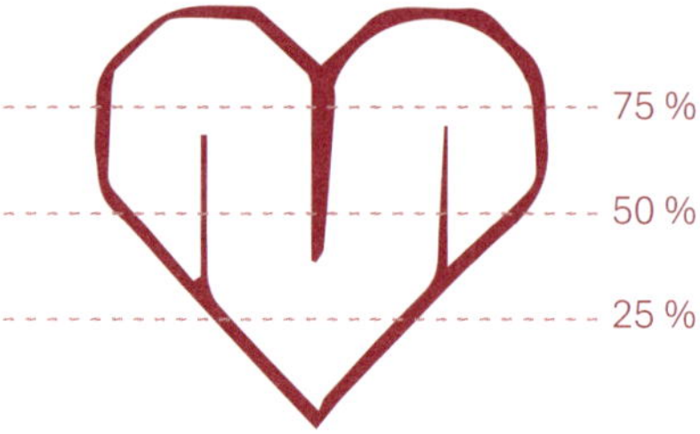

WAS HAT MICH HEUTE BESCHÄFTIGT?

WAS HABE ICH LETZTE NACHT GETRÄUMT?

ZYKLUS-PHASE

Menstruation

Folikel

Ovulation

Luteal

WOMIT KANN ICH MIR MORGEN ETWAS GUTES TUN?

WANN HABE ICH MICH LEER UND ERSCHÖPFT GEFÜHLT?

GEFÜHLS-BAROMETER

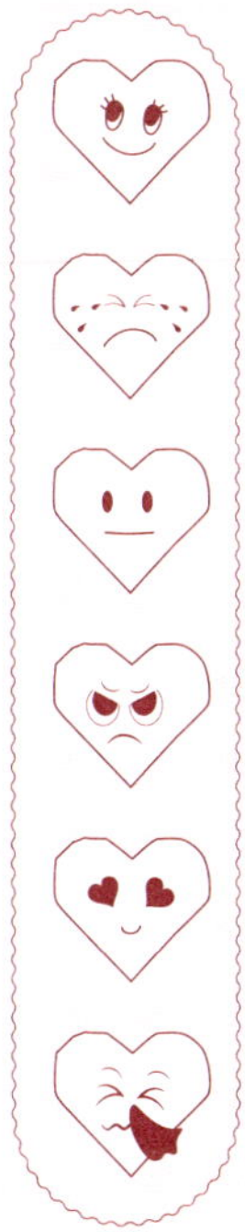

you are enough

DATUM:

SOCIAL BATTERY

Wie viel Energie hatte ich heute?

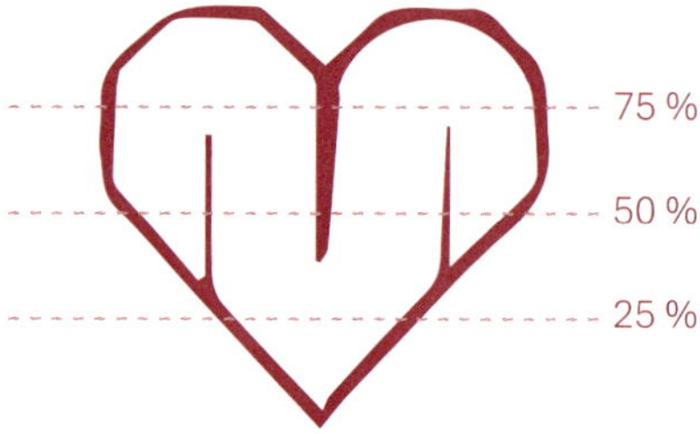

WAS HAT MICH HEUTE BESCHÄFTIGT?

ZYKLUS-PHASE

Menstruation

Folikel

Ovulation

Luteal

WAS HABE ICH LETZTE NACHT GETRÄUMT?

WELCHE DREI MOMENTE HABEN MIR HEUTE GUTGETAN?

WANN HABE ICH »JA« GESAGT,
OBWOHL ICH »NEIN« MEINTE?

GEFÜHLS-BAROMETER

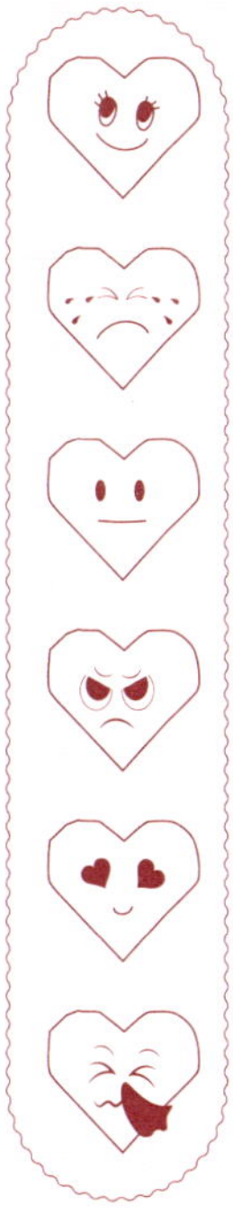

make happiness
your
PRIORITY

DATUM: ~~~~~~~~

SOCIAL BATTERY

Wie viel Energie hatte ich heute?

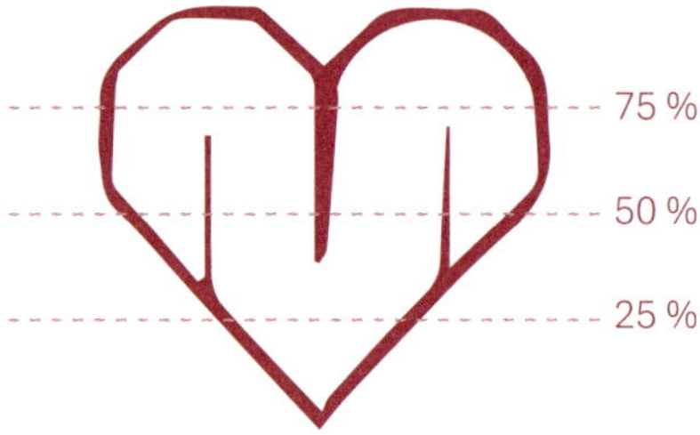

WAS HAT MICH HEUTE BESCHÄFTIGT?

WAS HABE ICH LETZTE NACHT GETRÄUMT?

ZYKLUS-PHASE

- Menstruation
- Folikel
- Ovulation
- Luteal

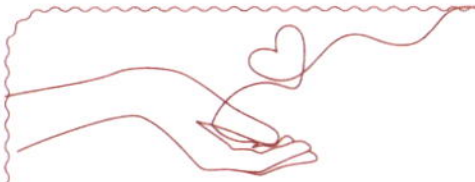

WOMIT KANN ICH MIR MORGEN ETWAS GUTES TUN?

WANN HABE ICH MICH LEER
UND ERSCHÖPFT GEFÜHLT?

GEFÜHLS-
BAROMETER

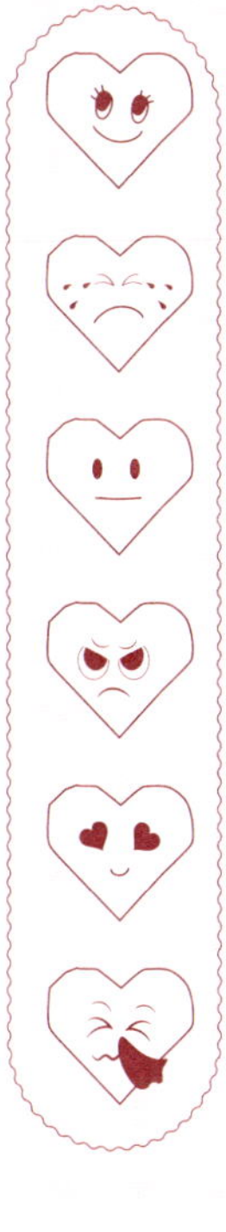

keep choosing
you

DATUM:

SOCIAL BATTERY

Wie viel Energie hatte ich heute?

75 %

50 %

25 %

WAS HAT MICH HEUTE BESCHÄFTIGT?

ZYKLUS-PHASE

Menstruation

Folikel

Ovulation

Luteal

WAS HABE ICH LETZTE NACHT GETRÄUMT?

WELCHE DREI MOMENTE HABEN MIR HEUTE GUTGETAN?

WANN HABE ICH »JA« GESAGT, OBWOHL ICH »NEIN« MEINTE?

GEFÜHLS-BAROMETER

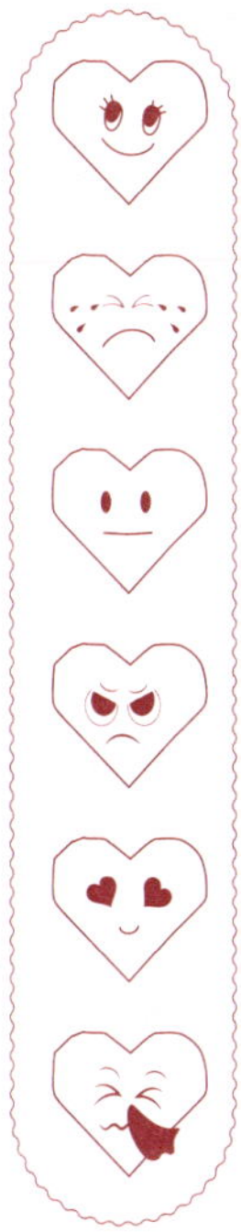

you are worth it

DATUM:

SOCIAL BATTERY

Wie viel Energie hatte ich heute?

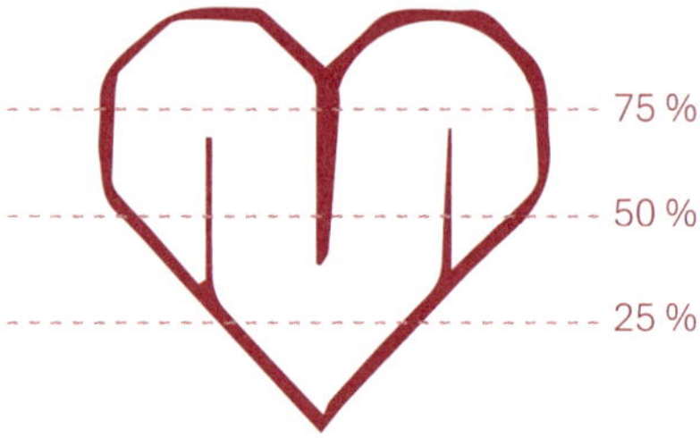

WAS HAT MICH HEUTE BESCHÄFTIGT?

WAS HABE ICH LETZTE NACHT GETRÄUMT?

ZYKLUS-PHASE

Menstruation

Folikel

Ovulation

Luteal

WOMIT KANN ICH MIR MORGEN ETWAS GUTES TUN?

WANN HABE ICH MICH LEER UND ERSCHÖPFT GEFÜHLT?

GEFÜHLS-BAROMETER

be kind to your mind

DATUM:

SOCIAL BATTERY

Wie viel Energie hatte ich heute?

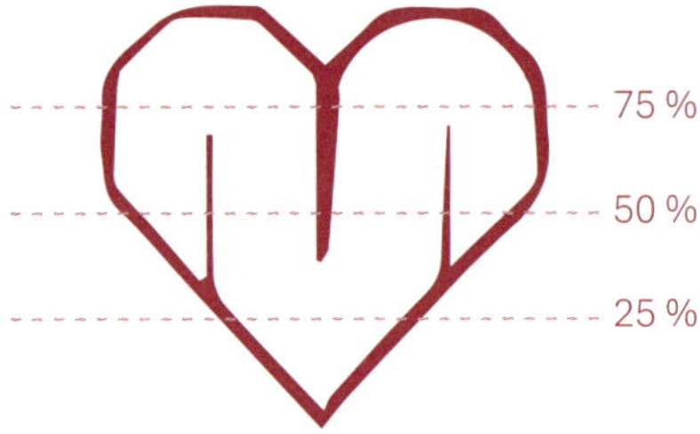

WAS HAT MICH HEUTE BESCHÄFTIGT?

ZYKLUS-PHASE

Menstruation

Folikel

Ovulation

Luteal

WAS HABE ICH LETZTE NACHT GETRÄUMT?

WELCHE DREI MOMENTE HABEN MIR HEUTE GUTGETAN?

WANN HABE ICH »JA« GESAGT,
OBWOHL ICH »NEIN« MEINTE?

GEFÜHLS-
BAROMETER

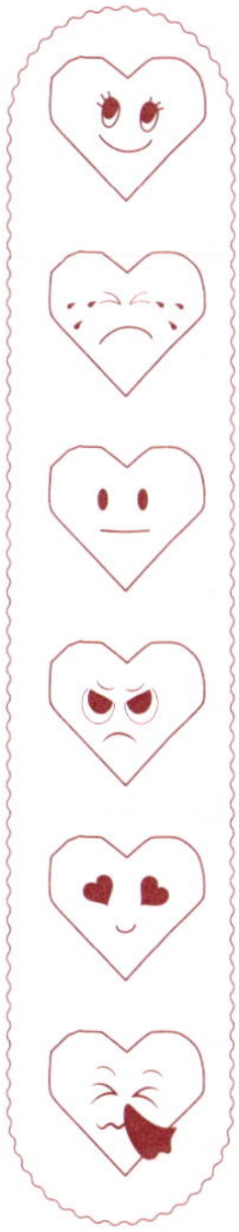

I love
myself

DATUM:

SOCIAL BATTERY

Wie viel Energie hatte ich heute?

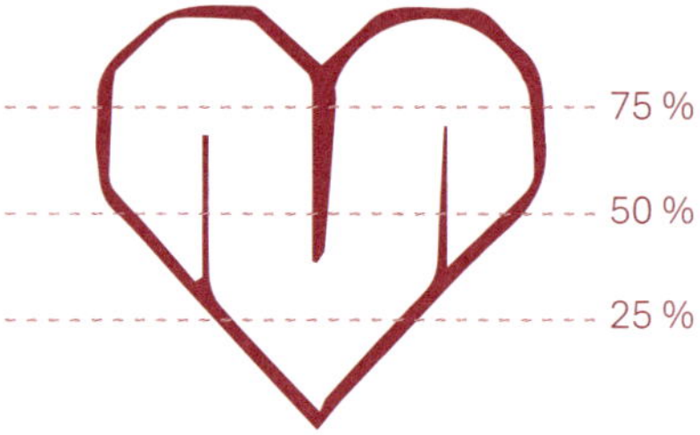

WAS HAT MICH HEUTE BESCHÄFTIGT?

ZYKLUS-PHASE

- Menstruation
- Folikel
- Ovulation
- Luteal

WAS HABE ICH LETZTE NACHT GETRÄUMT?

WOMIT KANN ICH MIR MORGEN ETWAS GUTES TUN?

WANN HABE ICH MICH LEER
UND ERSCHÖPFT GEFÜHLT?

GEFÜHLS-
BAROMETER

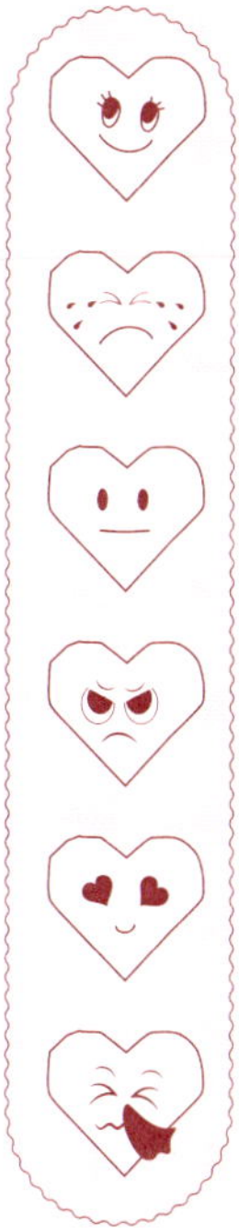

Selfcare is
NOT
selfish

DATUM:

SOCIAL BATTERY

Wie viel Energie hatte ich heute?

75 %

50 %

25 %

WAS HAT MICH HEUTE BESCHÄFTIGT?

ZYKLUS-PHASE

Menstruation

Folikel

Ovulation

Luteal

WAS HABE ICH LETZTE NACHT GETRÄUMT?

WELCHE DREI MOMENTE HABEN MIR HEUTE GUTGETAN?

WANN HABE ICH »JA« GESAGT,
OBWOHL ICH »NEIN« MEINTE?

GEFÜHLS-
BAROMETER

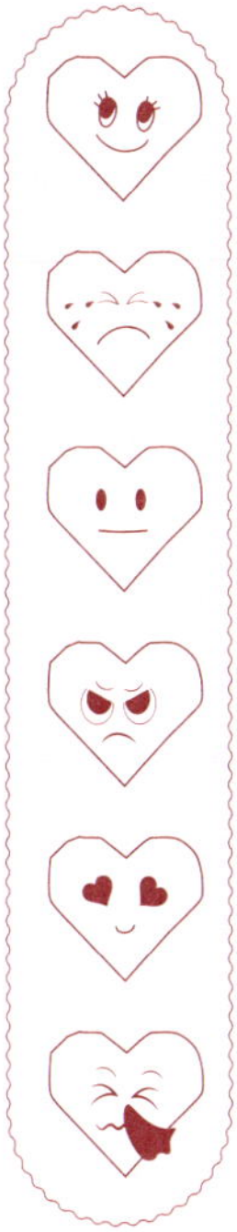

mental health
matters

DATUM: ______________________________

SOCIAL BATTERY

Wie viel Energie hatte ich heute?

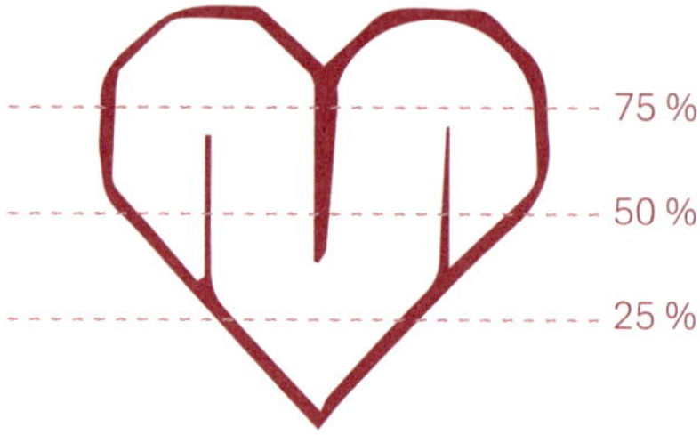

WAS HAT MICH HEUTE BESCHÄFTIGT?

ZYKLUS-PHASE

Menstruation ◯

Folikel ◯

Ovulation ◯

Luteal ◯

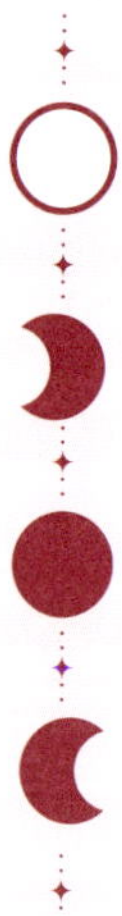

WAS HABE ICH LETZTE NACHT GETRÄUMT?

WOMIT KANN ICH MIR MORGEN ETWAS GUTES TUN?

WANN HABE ICH MICH LEER
UND ERSCHÖPFT GEFÜHLT?

GEFÜHLS-BAROMETER

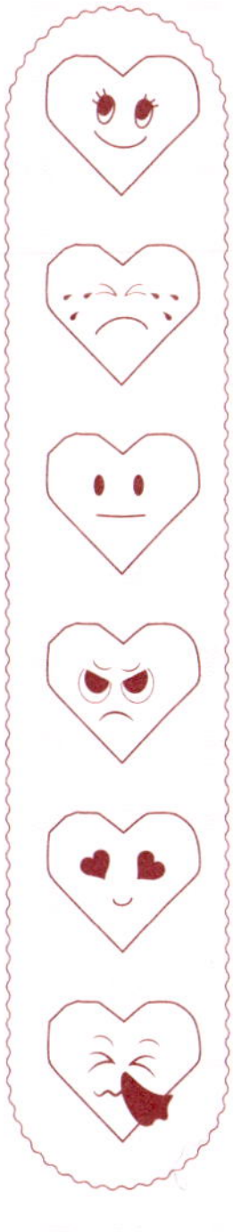

you are enough

DATUM:

SOCIAL BATTERY

Wie viel Energie hatte ich heute?

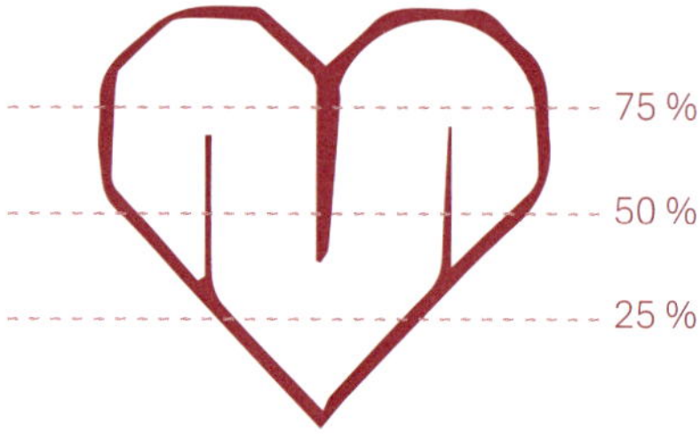

WAS HAT MICH HEUTE BESCHÄFTIGT?

ZYKLUS-PHASE

- Menstruation
- Folikel
- Ovulation
- Luteal

WAS HABE ICH LETZTE NACHT GETRÄUMT?

WELCHE DREI MOMENTE HABEN MIR HEUTE GUTGETAN?

WANN HABE ICH »JA« GESAGT, OBWOHL ICH »NEIN« MEINTE?

GEFÜHLS-BAROMETER

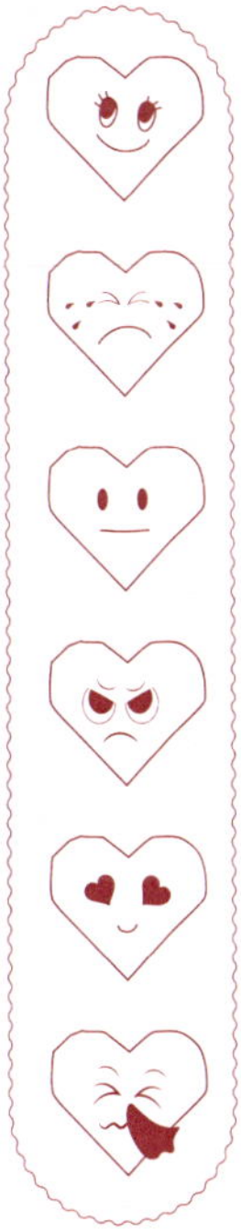

make happiness your PRIORITY

DATUM:

SOCIAL BATTERY

Wie viel Energie hatte ich heute?

75 %

50 %

25 %

WAS HAT MICH HEUTE BESCHÄFTIGT?

WAS HABE ICH LETZTE NACHT GETRÄUMT?

ZYKLUS-PHASE

Menstruation

Folikel

Ovulation

Luteal

WOMIT KANN ICH MIR MORGEN ETWAS GUTES TUN?

WANN HABE ICH MICH LEER
UND ERSCHÖPFT GEFÜHLT?

GEFÜHLS-BAROMETER

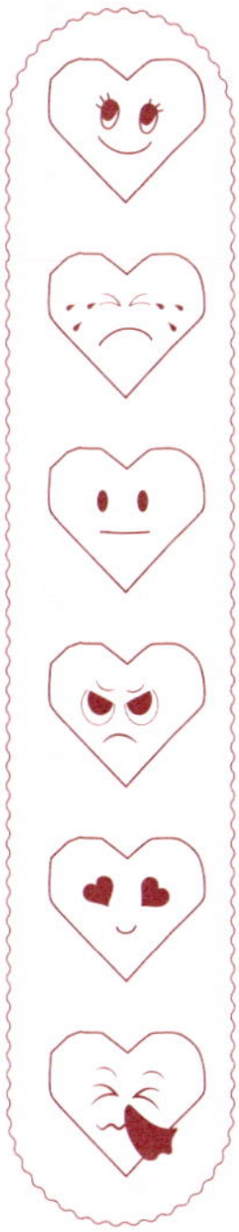

keep choosing you

DATUM:

SOCIAL BATTERY

Wie viel Energie hatte ich heute?

75 %
50 %
25 %

WAS HAT MICH HEUTE BESCHÄFTIGT?

ZYKLUS-PHASE

- Menstruation
- Folikel
- Ovulation
- Luteal

WAS HABE ICH LETZTE NACHT GETRÄUMT?

WELCHE DREI MOMENTE HABEN MIR HEUTE GUTGETAN?

WANN HABE ICH »JA« GESAGT, OBWOHL ICH »NEIN« MEINTE?

GEFÜHLS-BAROMETER

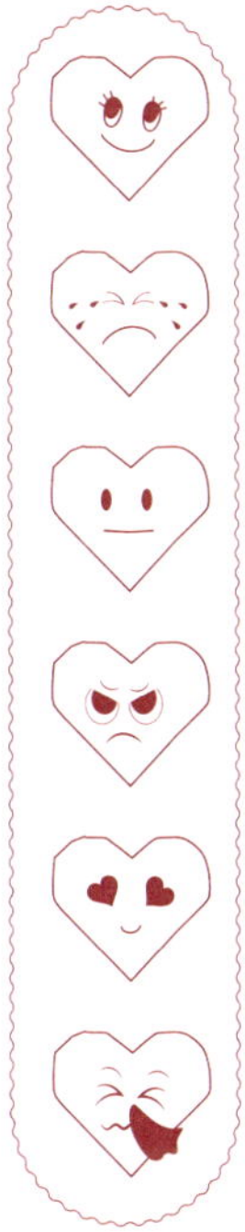

you are worth it

DATUM:

SOCIAL BATTERY

Wie viel Energie hatte ich heute?

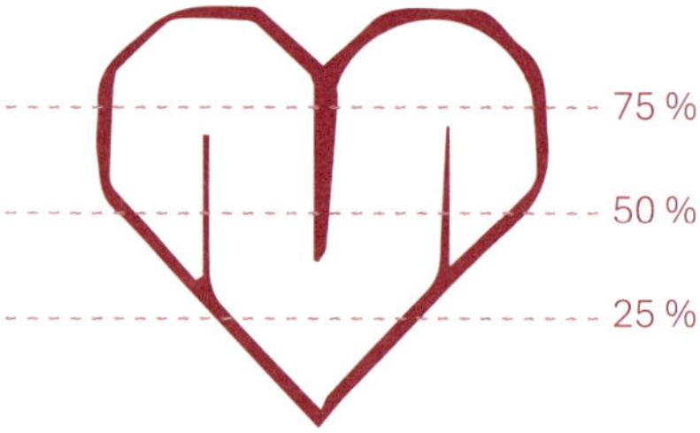

WAS HAT MICH HEUTE BESCHÄFTIGT?

WAS HABE ICH LETZTE NACHT GETRÄUMT?

ZYKLUS-PHASE

- Menstruation
- Folikel
- Ovulation
- Luteal

WOMIT KANN ICH MIR MORGEN ETWAS GUTES TUN?

WANN HABE ICH MICH LEER
UND ERSCHÖPFT GEFÜHLT?

GEFÜHLS-
BAROMETER

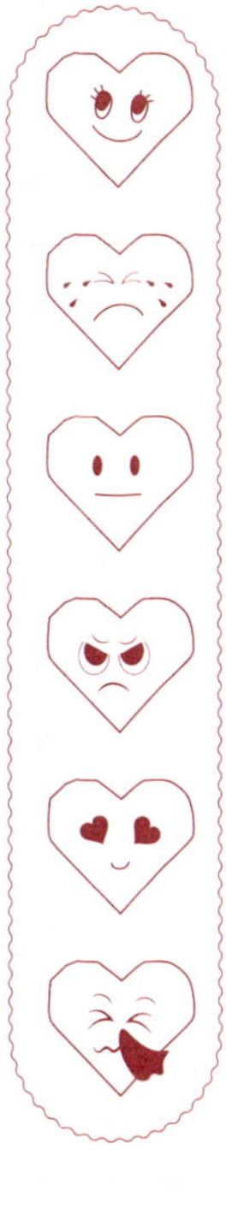

be kind to
your
mind

DATUM:

SOCIAL BATTERY

Wie viel Energie hatte ich heute?

75 %

50 %

25 %

WAS HAT MICH HEUTE BESCHÄFTIGT?

ZYKLUS-PHASE

Menstruation

Folikel

Ovulation

Luteal

WAS HABE ICH LETZTE NACHT GETRÄUMT?

WELCHE DREI MOMENTE HABEN MIR HEUTE GUTGETAN?

WANN HABE ICH »JA« GESAGT, OBWOHL ICH »NEIN« MEINTE?

GEFÜHLS-BAROMETER

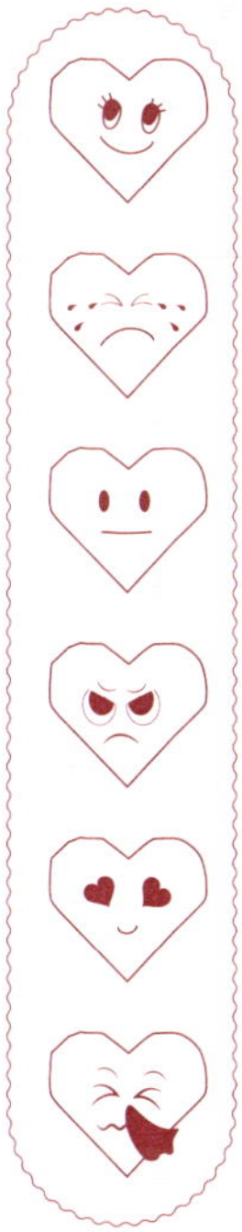

I love myself

DATUM:

SOCIAL BATTERY

Wie viel Energie hatte ich heute?

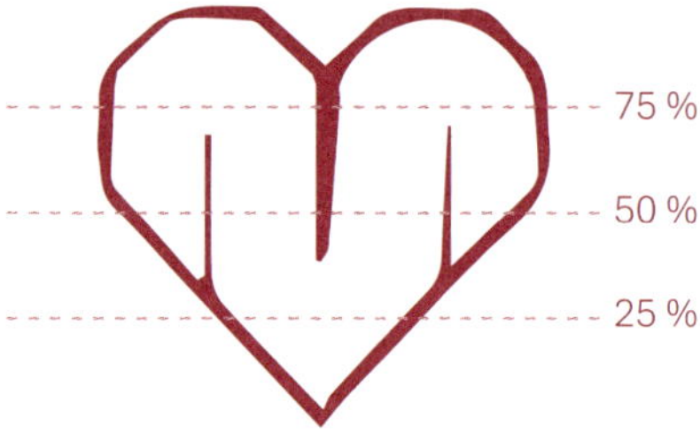

WAS HAT MICH HEUTE BESCHÄFTIGT?

ZYKLUS-PHASE

Menstruation

Folikel

Ovulation

Luteal

WAS HABE ICH LETZTE NACHT GETRÄUMT?

WOMIT KANN ICH MIR MORGEN ETWAS GUTES TUN?

WANN HABE ICH MICH LEER UND ERSCHÖPFT GEFÜHLT?

GEFÜHLS-BAROMETER

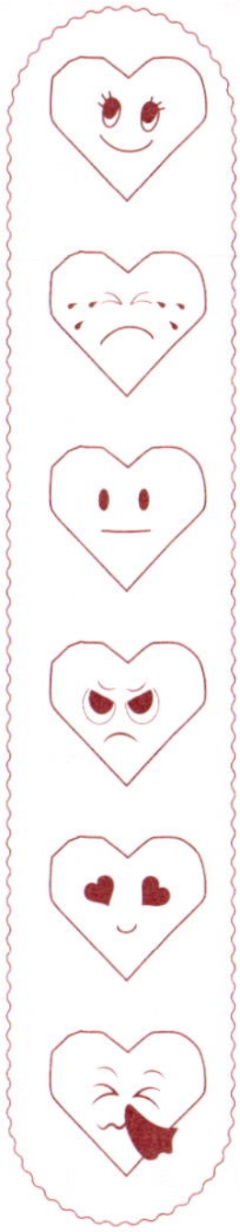

Selfcare is NOT selfish

DATUM:

SOCIAL BATTERY

Wie viel Energie hatte ich heute?

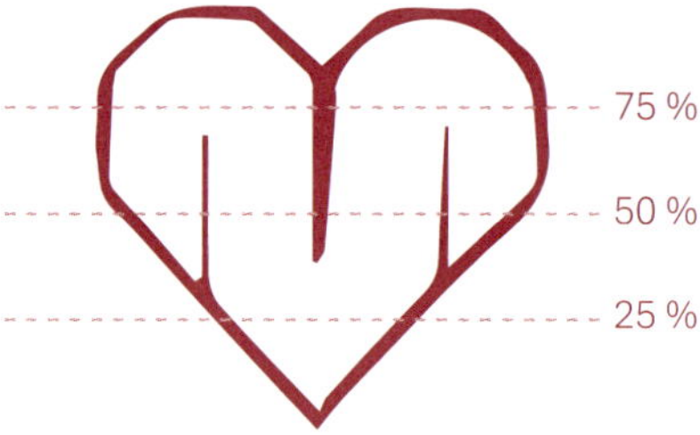

WAS HAT MICH HEUTE BESCHÄFTIGT?

ZYKLUS-PHASE

Menstruation

Folikel

Ovulation

Luteal

WAS HABE ICH LETZTE NACHT GETRÄUMT?

WELCHE DREI MOMENTE HABEN MIR HEUTE GUTGETAN?

WANN HABE ICH »JA« GESAGT, OBWOHL ICH »NEIN« MEINTE?

GEFÜHLS-BAROMETER

mental health matters

DATUM:

SOCIAL BATTERY

Wie viel Energie hatte ich heute?

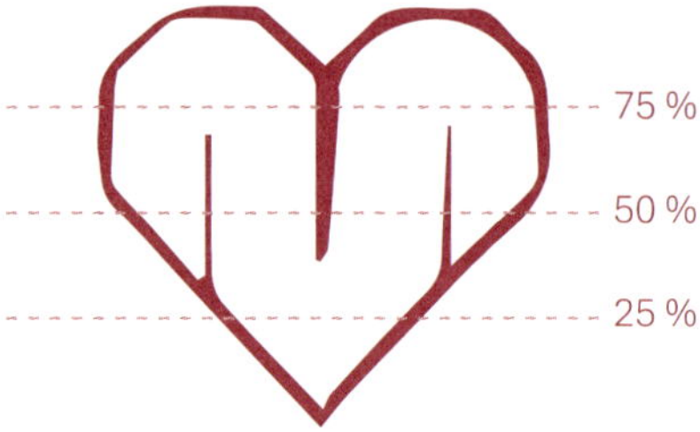

WAS HAT MICH HEUTE BESCHÄFTIGT?

WAS HABE ICH LETZTE NACHT GETRÄUMT?

ZYKLUS-PHASE

Menstruation

Folikel

Ovulation

Luteal

WOMIT KANN ICH MIR MORGEN ETWAS GUTES TUN?

WANN HABE ICH MICH LEER
UND ERSCHÖPFT GEFÜHLT?

GEFÜHLS-BAROMETER

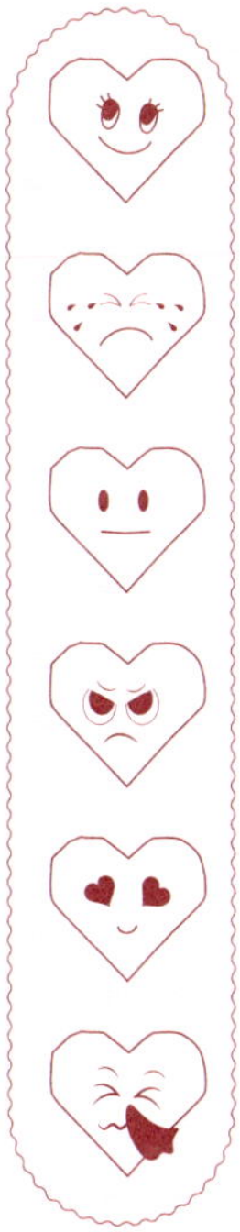

you are enough

DATUM:

SOCIAL BATTERY

Wie viel Energie hatte ich heute?

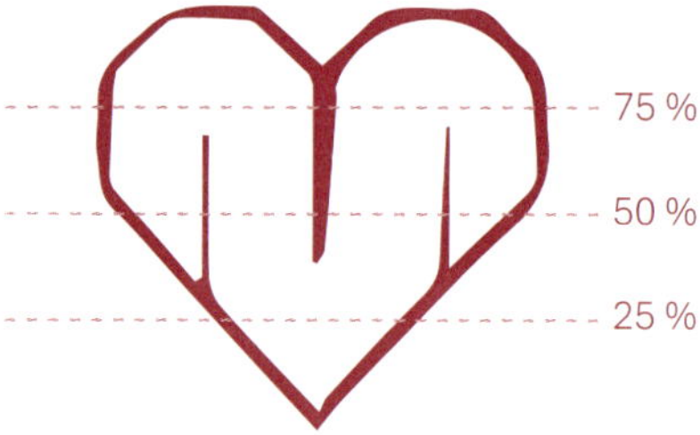

WAS HAT MICH HEUTE BESCHÄFTIGT?

ZYKLUS-PHASE

Menstruation

Folikel

Ovulation

Luteal

WAS HABE ICH LETZTE NACHT GETRÄUMT?

WELCHE DREI MOMENTE HABEN MIR HEUTE GUTGETAN?

WANN HABE ICH »JA« GESAGT,
OBWOHL ICH »NEIN« MEINTE?

GEFÜHLS-BAROMETER

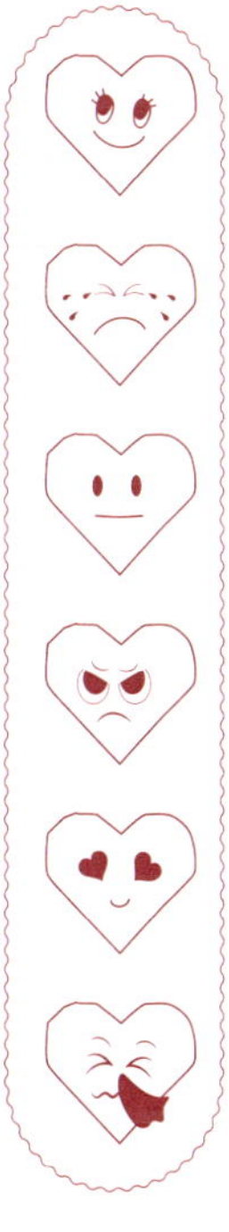

make happiness your PRIORITY

DATUM:

SOCIAL BATTERY

Wie viel Energie hatte ich heute?

75 %

50 %

25 %

WAS HAT MICH HEUTE BESCHÄFTIGT?

WAS HABE ICH LETZTE NACHT GETRÄUMT?

ZYKLUS-PHASE

Menstruation

Folikel

Ovulation

Luteal

WOMIT KANN ICH MIR MORGEN ETWAS GUTES TUN?

WANN HABE ICH MICH LEER UND ERSCHÖPFT GEFÜHLT?

GEFÜHLS-BAROMETER

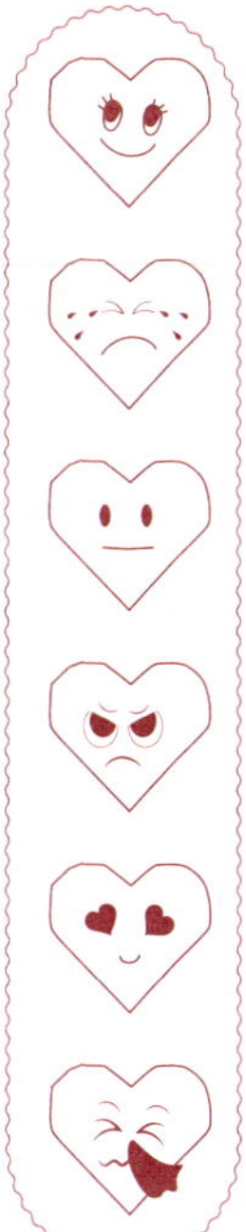

keep choosing you

DATUM:

SOCIAL BATTERY

Wie viel Energie hatte ich heute?

75 %

50 %

25 %

WAS HAT MICH HEUTE BESCHÄFTIGT?

WAS HABE ICH LETZTE NACHT GETRÄUMT?

ZYKLUS-PHASE

Menstruation

Folikel

Ovulation

Luteal

WELCHE DREI MOMENTE HABEN MIR HEUTE GUTGETAN?

WANN HABE ICH »JA« GESAGT,
OBWOHL ICH »NEIN« MEINTE?

GEFÜHLS-
BAROMETER

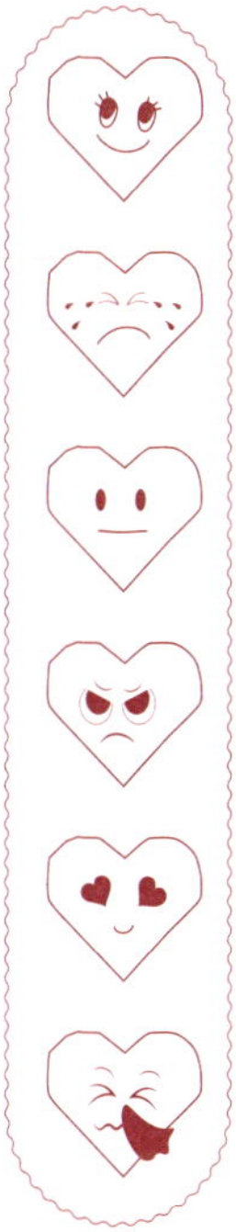

you are worth it

DATUM:

SOCIAL BATTERY

Wie viel Energie hatte ich heute?

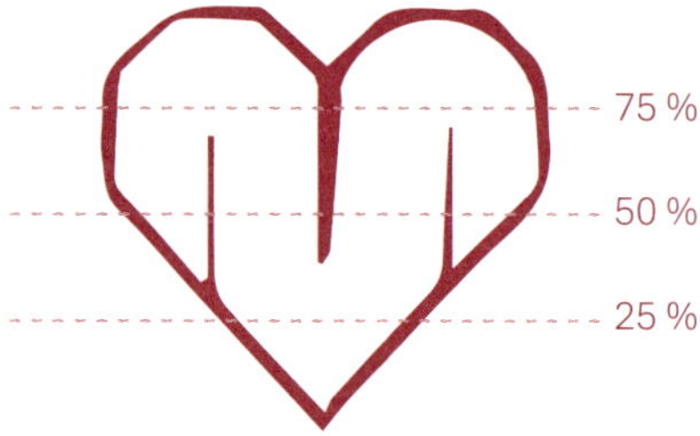

WAS HAT MICH HEUTE BESCHÄFTIGT?

WAS HABE ICH LETZTE NACHT GETRÄUMT?

ZYKLUS-PHASE

Menstruation

Folikel

Ovulation

Luteal

WOMIT KANN ICH MIR MORGEN ETWAS GUTES TUN?

WANN HABE ICH MICH LEER UND ERSCHÖPFT GEFÜHLT?

GEFÜHLS-BAROMETER

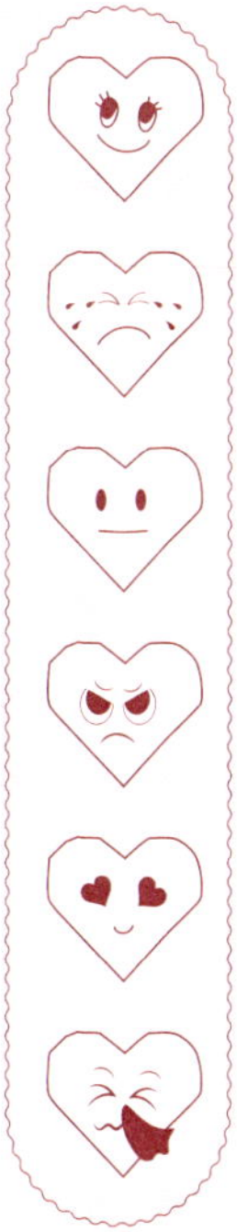

be kind to your mind

DATUM: ______________

SOCIAL BATTERY

Wie viel Energie hatte ich heute?

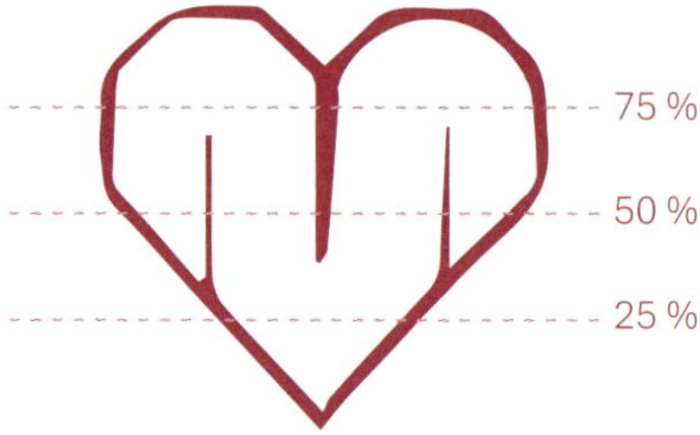

WAS HAT MICH HEUTE BESCHÄFTIGT?

WAS HABE ICH LETZTE NACHT GETRÄUMT?

ZYKLUS-PHASE

Menstruation

Folikel

Ovulation

Luteal

WELCHE DREI MOMENTE HABEN MIR HEUTE GUTGETAN?

WANN HABE ICH »JA« GESAGT,
OBWOHL ICH »NEIN« MEINTE?

GEFÜHLS-BAROMETER

I love myself ♡

DATUM:

SOCIAL BATTERY

Wie viel Energie hatte ich heute?

75 %

50 %

25 %

WAS HAT MICH HEUTE BESCHÄFTIGT?

ZYKLUS-PHASE

Menstruation

Folikel

Ovulation

Luteal

WAS HABE ICH LETZTE NACHT GETRÄUMT?

WOMIT KANN ICH MIR MORGEN ETWAS GUTES TUN?

WANN HABE ICH MICH LEER
UND ERSCHÖPFT GEFÜHLT?

GEFÜHLS-
BAROMETER

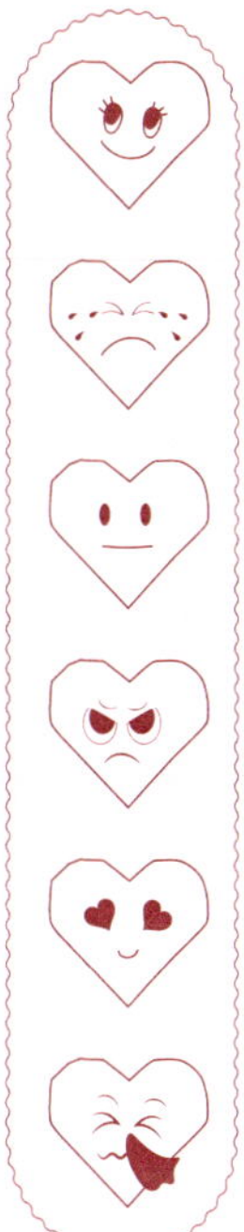

Selfcare is
NOT
selfish

DATUM:

SOCIAL BATTERY

Wie viel Energie hatte ich heute?

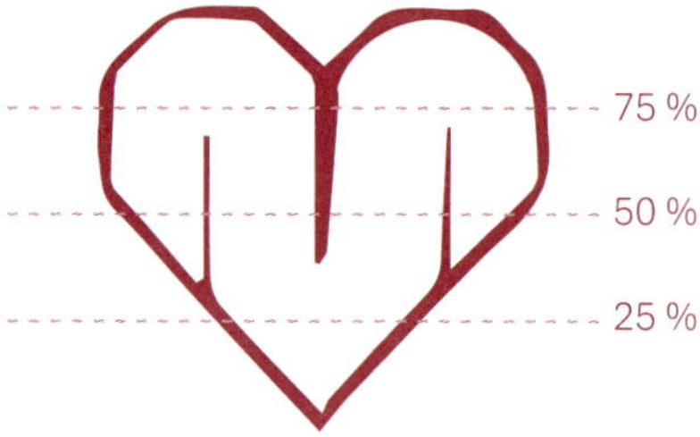

WAS HAT MICH HEUTE BESCHÄFTIGT?

WAS HABE ICH LETZTE NACHT GETRÄUMT?

ZYKLUS-PHASE

Menstruation

Folikel

Ovulation

Luteal

WELCHE DREI MOMENTE HABEN MIR HEUTE GUTGETAN?

WANN HABE ICH »JA« GESAGT, OBWOHL ICH »NEIN« MEINTE?

GEFÜHLS-BAROMETER

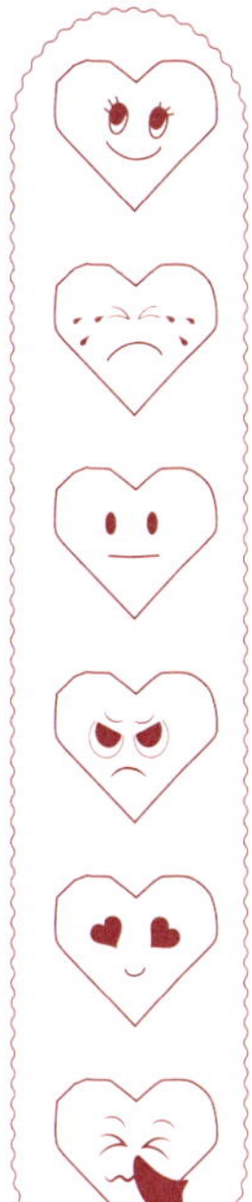

mental health matters

DATUM:

SOCIAL BATTERY

Wie viel Energie hatte ich heute?

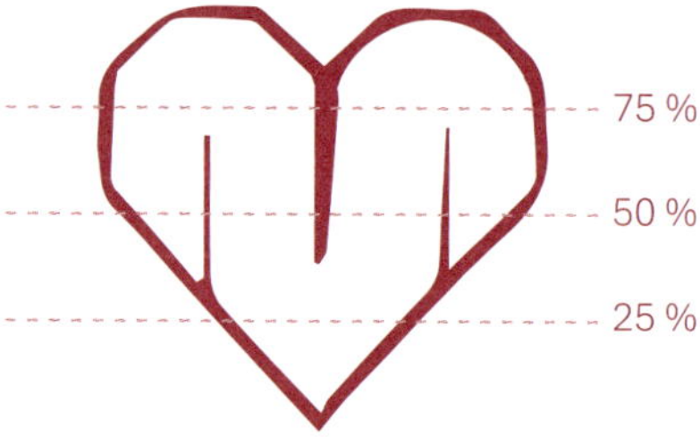

WAS HAT MICH HEUTE BESCHÄFTIGT?

WAS HABE ICH LETZTE NACHT GETRÄUMT?

ZYKLUS-PHASE

- Menstruation
- Folikel
- Ovulation
- Luteal

WOMIT KANN ICH MIR MORGEN ETWAS GUTES TUN?

WANN HABE ICH MICH LEER
UND ERSCHÖPFT GEFÜHLT?

GEFÜHLS-BAROMETER

you are enough

DATUM:

SOCIAL BATTERY

Wie viel Energie hatte ich heute?

75 %

50 %

25 %

WAS HAT MICH HEUTE BESCHÄFTIGT?

WAS HABE ICH LETZTE NACHT GETRÄUMT?

ZYKLUS-PHASE

Menstruation

Folikel

Ovulation

Luteal

WELCHE DREI MOMENTE HABEN MIR HEUTE GUTGETAN?

WANN HABE ICH »JA« GESAGT, OBWOHL ICH »NEIN« MEINTE?

GEFÜHLS-BAROMETER

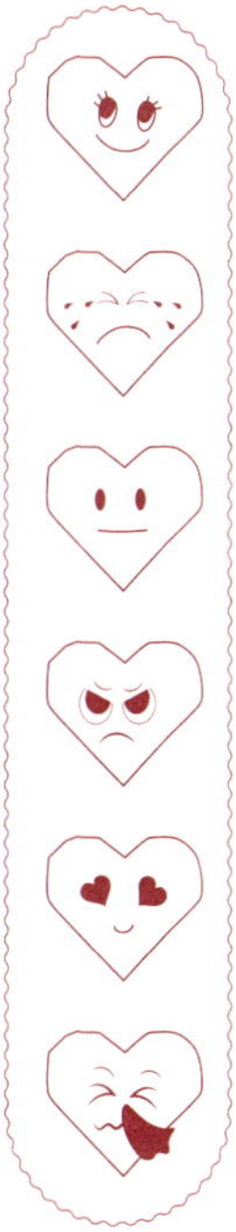

make happiness your PRIORITY

DATUM:

SOCIAL BATTERY

Wie viel Energie hatte ich heute?

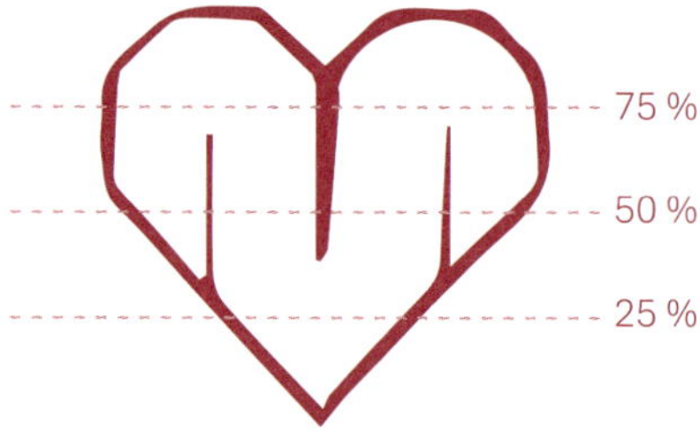

WAS HAT MICH HEUTE BESCHÄFTIGT?

ZYKLUS-PHASE

Menstruation

Folikel

Ovulation

Luteal

WAS HABE ICH LETZTE NACHT GETRÄUMT?

WOMIT KANN ICH MIR MORGEN ETWAS GUTES TUN?

WANN HABE ICH MICH LEER UND ERSCHÖPFT GEFÜHLT?

GEFÜHLS-BAROMETER

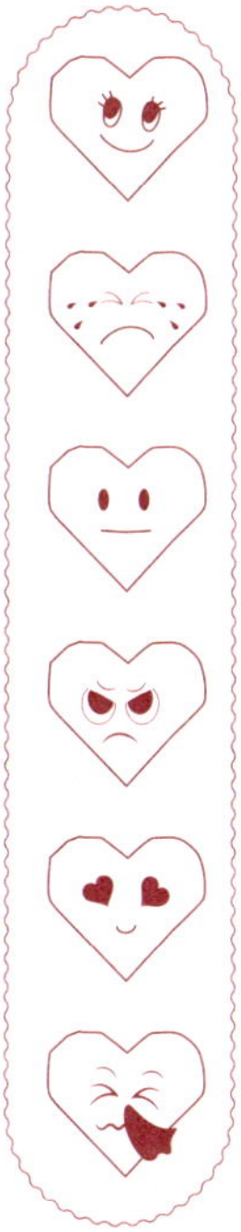

keep choosing you

DATUM:

SOCIAL BATTERY

Wie viel Energie hatte ich heute?

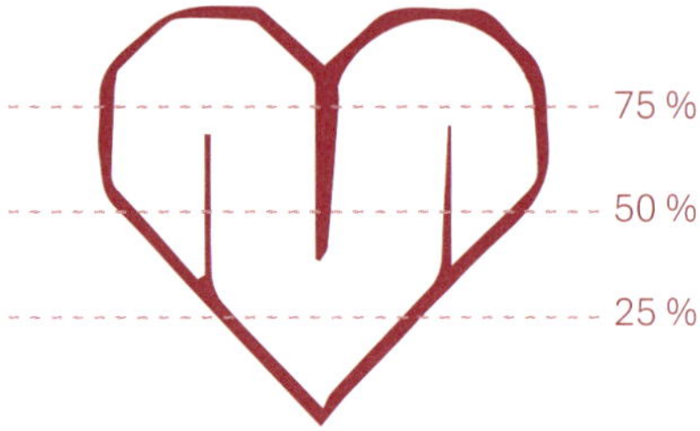

WAS HAT MICH HEUTE BESCHÄFTIGT?

ZYKLUS-PHASE

- Menstruation
- Folikel
- Ovulation
- Luteal

WAS HABE ICH LETZTE NACHT GETRÄUMT?

WELCHE DREI MOMENTE HABEN MIR HEUTE GUTGETAN?

WANN HABE ICH »JA« GESAGT,
OBWOHL ICH »NEIN« MEINTE?

GEFÜHLS-BAROMETER

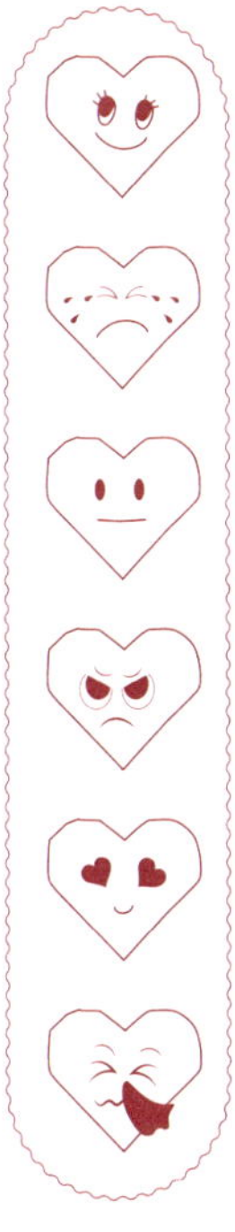

you are worth it

DATUM:

SOCIAL BATTERY

Wie viel Energie hatte ich heute?

75 %

50 %

25 %

WAS HAT MICH HEUTE BESCHÄFTIGT?

ZYKLUS-PHASE

Menstruation

Folikel

Ovulation

Luteal

WAS HABE ICH LETZTE NACHT GETRÄUMT?

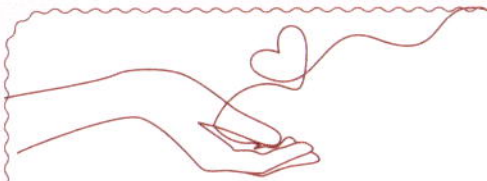

WOMIT KANN ICH MIR MORGEN ETWAS GUTES TUN?

WANN HABE ICH MICH LEER
UND ERSCHÖPFT GEFÜHLT?

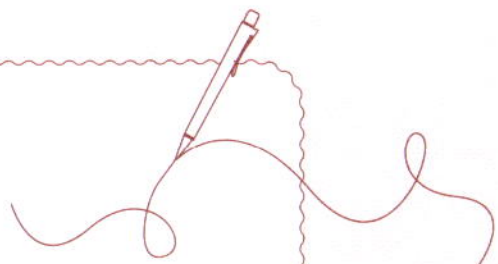

GEFÜHLS-BAROMETER

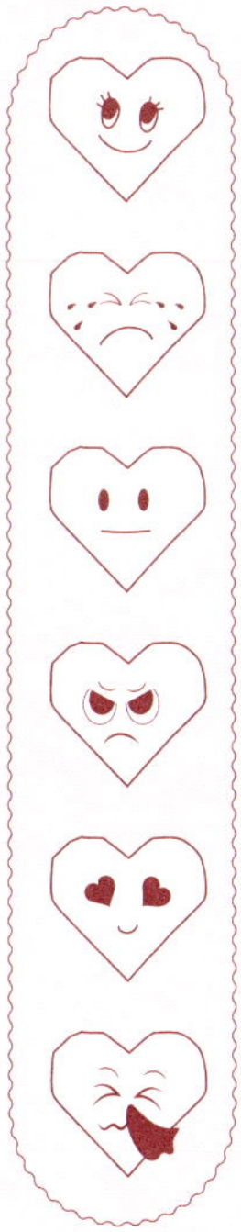

be kind to your mind

DATUM:

SOCIAL BATTERY

Wie viel Energie hatte ich heute?

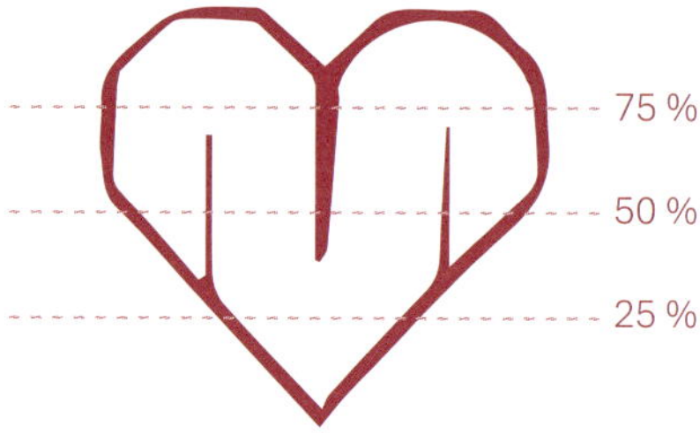

WAS HAT MICH HEUTE BESCHÄFTIGT?

WAS HABE ICH LETZTE NACHT GETRÄUMT?

ZYKLUS-PHASE

Menstruation

Folikel

Ovulation

Luteal

WELCHE DREI MOMENTE HABEN MIR HEUTE GUTGETAN?

WANN HABE ICH »JA« GESAGT,
OBWOHL ICH »NEIN« MEINTE?

GEFÜHLS-BAROMETER

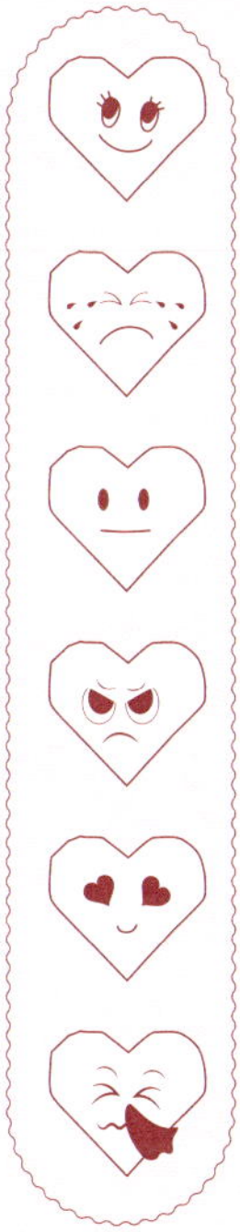

I love myself

DATUM: ______________________

SOCIAL BATTERY

Wie viel Energie hatte ich heute?

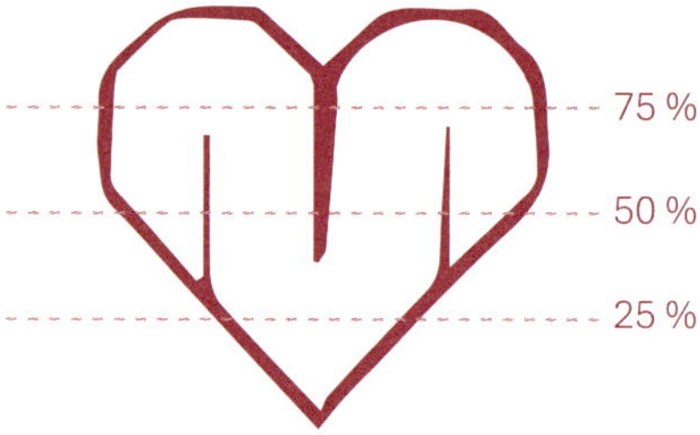

WAS HAT MICH HEUTE BESCHÄFTIGT?

WAS HABE ICH LETZTE NACHT GETRÄUMT?

ZYKLUS-PHASE

- Menstruation ◯
- Folikel ◯
- Ovulation ◯
- Luteal ◯

WOMIT KANN ICH MIR MORGEN ETWAS GUTES TUN?

WANN HABE ICH MICH LEER
UND ERSCHÖPFT GEFÜHLT?

GEFÜHLS-BAROMETER

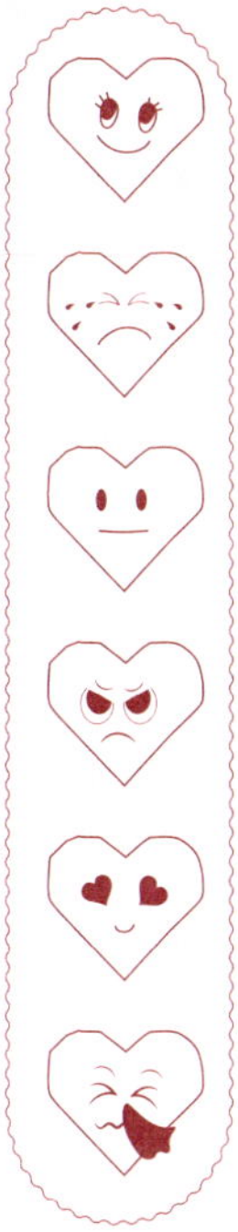

Selfcare is
NOT
selfish

DATUM:

SOCIAL BATTERY

Wie viel Energie hatte ich heute?

75 %

50 %

25 %

WAS HAT MICH HEUTE BESCHÄFTIGT?

WAS HABE ICH LETZTE NACHT GETRÄUMT?

ZYKLUS-PHASE

Menstruation

Folikel

Ovulation

Luteal

WELCHE DREI MOMENTE HABEN MIR HEUTE GUTGETAN?

WANN HABE ICH »JA« GESAGT,
OBWOHL ICH »NEIN« MEINTE?

GEFÜHLS-BAROMETER

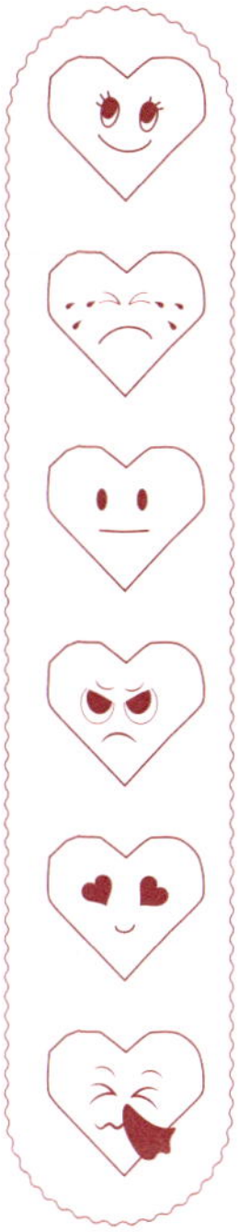

mental health matters

DATUM:

SOCIAL BATTERY

Wie viel Energie hatte ich heute?

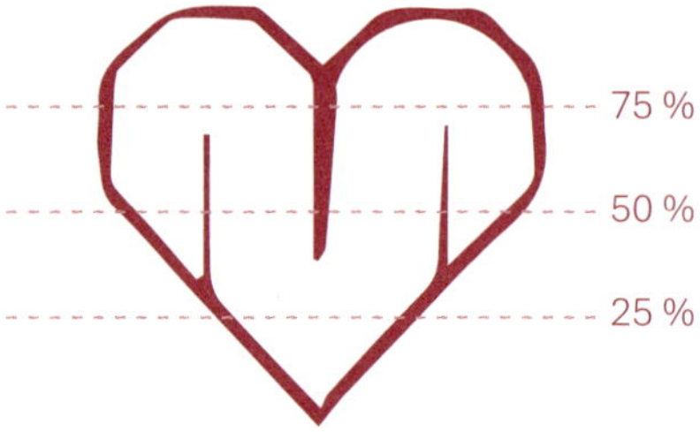

WAS HAT MICH HEUTE BESCHÄFTIGT?

WAS HABE ICH LETZTE NACHT GETRÄUMT?

ZYKLUS-PHASE

Menstruation

Folikel

Ovulation

Luteal

WOMIT KANN ICH MIR MORGEN ETWAS GUTES TUN?

WANN HABE ICH MICH LEER
UND ERSCHÖPFT GEFÜHLT?

GEFÜHLS-
BAROMETER

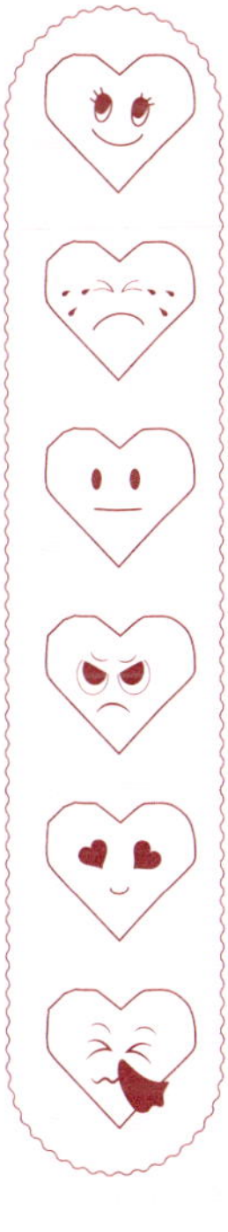

you are enough

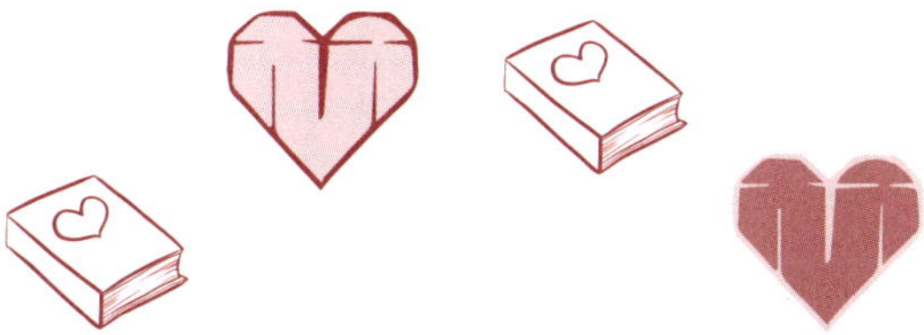

WILLKOMMEN IN DEINER WELT

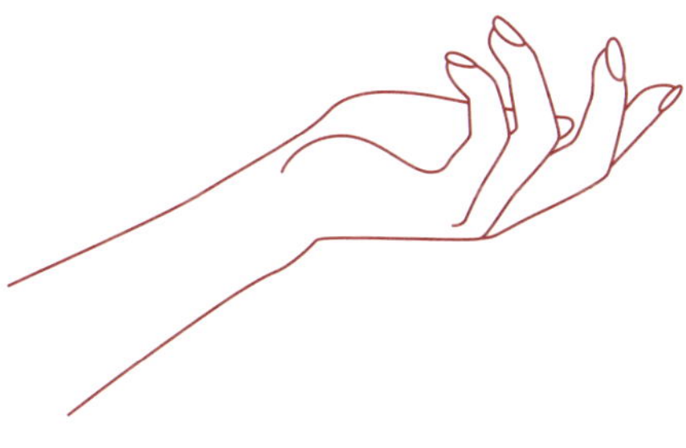

BUCKET LIST

HABIT TRACKER

MONAT: ________________

GELESEN

1 2 3 4 5 6 7
8 9 10 11 12 13 14
15 16 17 18 19 20 21
22 23 24 25 26 27 28
29 30 31

GENUG GESCHLAFEN

1 2 3 4 5 6 7
8 9 10 11 12 13 14
15 16 17 18 19 20 21
22 23 24 25 26 27 28
29 30 31

GENUG GETRUNKEN

1 2 3 4 5 6 7
8 9 10 11 12 13 14
15 16 17 18 19 20 21
22 23 24 25 26 27 28
29 30 31

ME-TIME

1 2 3 4 5 6 7
8 9 10 11 12 13 14
15 16 17 18 19 20 21
22 23 24 25 26 27 28
29 30 31

MEINEM KÖRPER GUTES GETAN

1 2 3 4 5 6 7
8 9 10 11 12 13 14
15 16 17 18 19 20 21
22 23 24 25 26 27 28
29 30 31

____

1 2 3 4 5 6 7
8 9 10 11 12 13 14
15 16 17 18 19 20 21
22 23 24 25 26 27 28
29 30 31

HABIT TRACKER

MONAT: ____________________

GELESEN

1 2 3 4 5 6 7
8 9 10 11 12 13 14
15 16 17 18 19 20 21
22 23 24 25 26 27 28
29 30 31

GENUG GESCHLAFEN

1 2 3 4 5 6 7
8 9 10 11 12 13 14
15 16 17 18 19 20 21
22 23 24 25 26 27 28
29 30 31

GENUG GETRUNKEN

1 2 3 4 5 6 7
8 9 10 11 12 13 14
15 16 17 18 19 20 21
22 23 24 25 26 27 28
29 30 31

ME-TIME

1 2 3 4 5 6 7
8 9 10 11 12 13 14
15 16 17 18 19 20 21
22 23 24 25 26 27 28
29 30 31

MEINEM KÖRPER GUTES GETAN

1 2 3 4 5 6 7
8 9 10 11 12 13 14
15 16 17 18 19 20 21
22 23 24 25 26 27 28
29 30 31

____

1 2 3 4 5 6 7
8 9 10 11 12 13 14
15 16 17 18 19 20 21
22 23 24 25 26 27 28
29 30 31

HABIT TRACKER

MONAT: ______________________

GELESEN

1 2 3 4 5 6 7
8 9 10 11 12 13 14
15 16 17 18 19 20 21
22 23 24 25 26 27 28
29 30 31

GENUG GESCHLAFEN

1 2 3 4 5 6 7
8 9 10 11 12 13 14
15 16 17 18 19 20 21
22 23 24 25 26 27 28
29 30 31

GENUG GETRUNKEN

1 2 3 4 5 6 7
8 9 10 11 12 13 14
15 16 17 18 19 20 21
22 23 24 25 26 27 28
29 30 31

ME-TIME

1 2 3 4 5 6 7
8 9 10 11 12 13 14
15 16 17 18 19 20 21
22 23 24 25 26 27 28
29 30 31

MEINEM KÖRPER GUTES GETAN

1 2 3 4 5 6 7
8 9 10 11 12 13 14
15 16 17 18 19 20 21
22 23 24 25 26 27 28
29 30 31

____

1 2 3 4 5 6 7
8 9 10 11 12 13 14
15 16 17 18 19 20 21
22 23 24 25 26 27 28
29 30 31

REMINDER FÜR SCHWIERIGE TAGE

DU GIBST JEDEN TAG DEIN BESTES, UND DAS KANN JEDEN TAG ANDERS AUSSEHEN.

DU MUSST NICHT IMMER POSITIV DENKEN. ES IST OKAY, AUCH MAL SCHLECHTE TAGE ZU HABEN.

DEINE GEFÜHLE SIND IMMER VALIDE.

EIN SCHLECHTER TAG MACHT DICH NICHT ZU EINEM SCHLECHTEN MENSCHEN.

ES IST OKAY, TAGE ZU HABEN, AN DENEN DU NICHT SO PRODUKTIV BIST.

DU BIST STÄRKER ALS DEINE SORGEN – SIE WERDEN VORÜBERGEHEN.

ES IST OKAY, WENN HEUTE NICHT SO GELAUFEN IST WIE GEPLANT. MORGEN IST EIN NEUER TAG.

MONAT
MEINE
PAPIERHERZ
MOMENTE

MONAT
MEINE
PAPIERHERZ
MOMENTE

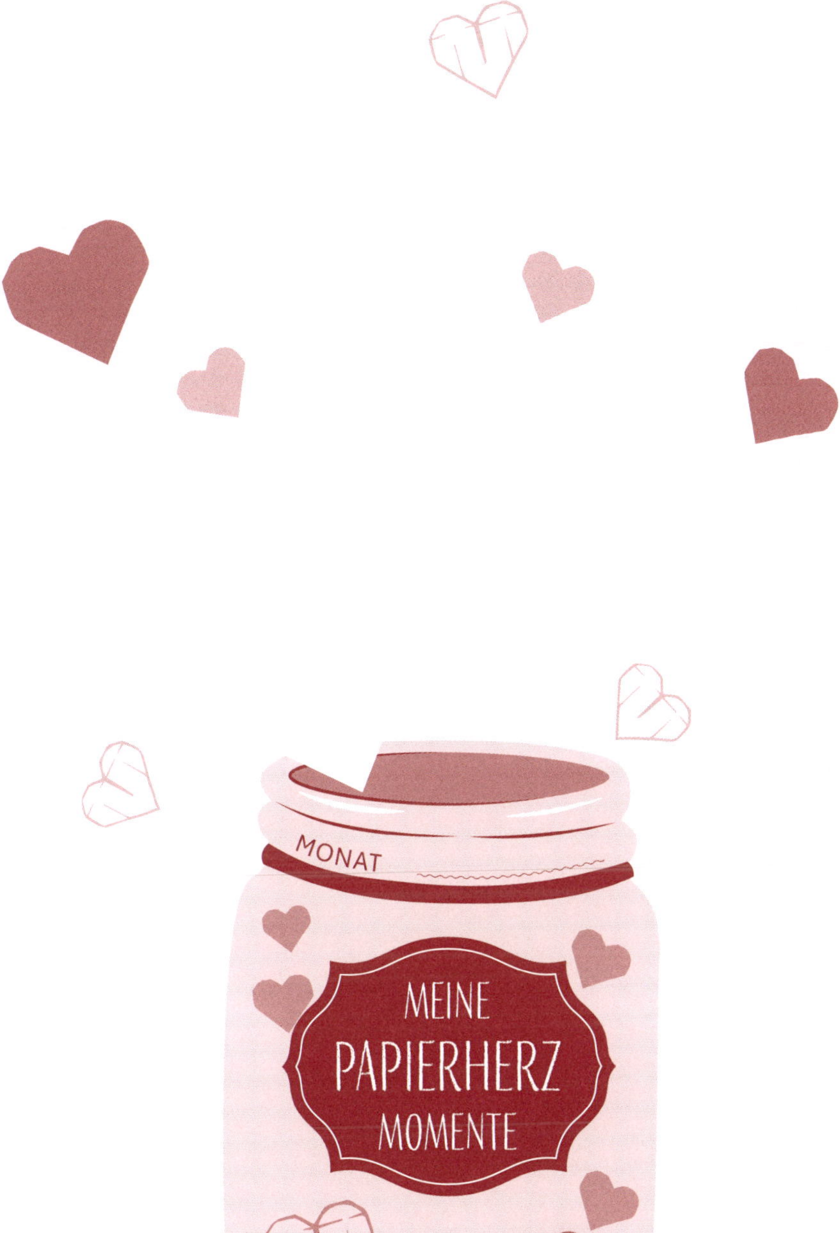
MONAT
MEINE
PAPIERHERZ
MOMENTE

MEINE WICHTIGSTEN ZIELE

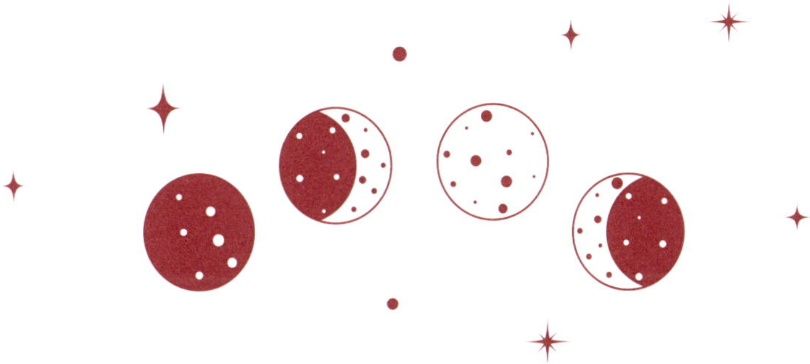

WAS DIR DEIN KÖRPER ERZÄHLT

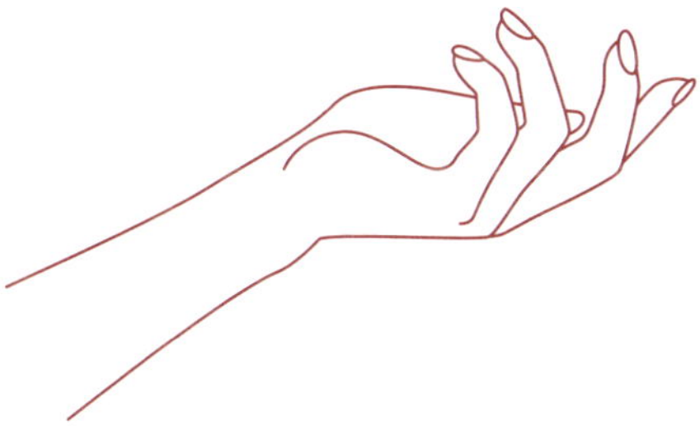

1. ZYKLUS

MENSTRUATIONSPHASE

CA. TAG 1-7

NEUMOND, innerer Winter
ENERGIELEVEL: niedrigstes Level
QUALITÄTEN: Reflexion, Intuition, Loslassen, Innenkehr

Mit dem ersten Tag deiner Periode beginnt ein neuer Zyklus und somit eine Art natürlicher Reset. Weil die zuvor aufgebaute Gebärmutterschleimhaut abgestoßen wird, wenn es zu keiner Befruchtung kam, sind die Hormone Östrogen und Progesteron auf ihrem Tiefpunkt.

MENTALE GESUNDHEIT & SELBSTFÜRSORGE

Diese Zeit eignet sich ideal, um innezuhalten und zu reflektieren, anstatt dich zu pushen. Es ist der innere Winter, du darfst dich ausruhen, regenerieren und nach innen schauen. Dein Gehirn ist in dieser Phase oft besonders klar in der Selbstwahrnehmung, auch wenn du dich nach außen hin weniger leistungsfähig fühlst.

EMOTIONEN & STIMMUNG

Da die Hormonlevel niedrig sind, kann es zu Stimmungsschwankungen, Traurigkeit oder Gereiztheit kommen. Das ist keine Schwäche – dein Körper braucht einfach mehr Zuwendung. Wenn du deine Gefühle zulässt, anstatt sie zu bekämpfen, kannst du aus dieser Phase mit mehr Klarheit hervorgehen.

SEXUALITÄT

Das sexuelle Interesse ist häufig geringer, kann aber bei manchen auch steigen, vor allem, wenn das Loslassen und die emotionale Nähe im Vordergrund stehen. Dein Körper signalisiert dir, was er braucht. Das kann sowohl Ruhe als auch Zärtlichkeit sein.

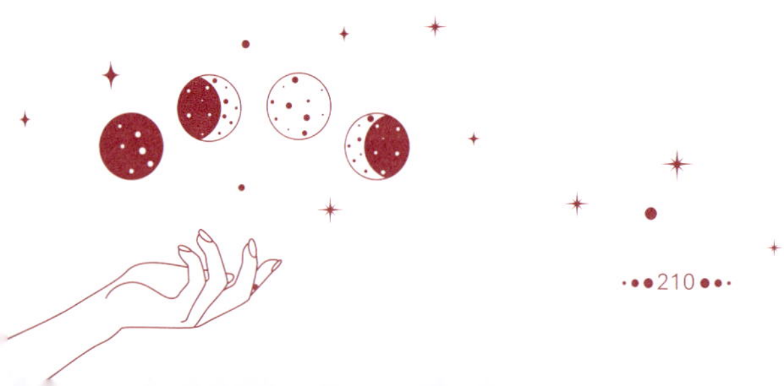

FOLLIKELPHASE

CA. TAG 8-14

ZUNEHMENDER MOND, innerer Frühling
ENERGIELEVEL: steigt spürbar
QUALITÄTEN: Kreativität, Planung, Neubeginn, Wachstum

Nach der ruhigen Menstruationsphase beginnt dein innerer Frühling. Du erwachst langsam wieder zu neuer Lebenskraft. Das Hormon Östrogen steigt stetig an, um die Gebärmutterschleimhaut neu aufzubauen. Gleichzeitig sorgt das FSH (Follikelstimulierendes Hormon) dafür, dass in deinen Eierstöcken neue Follikel reifen. Eines davon wird in der kommenden Phase den Eisprung auslösen.

MENTALE GESUNDHEIT & SELBSTFÜRSORGE

Deine Stimmung hellt sich auf, du bist fokussierter, kreativer und kontaktfreudiger. Nutze diese Phase, um neue Ideen zu entwickeln, Projekte zu planen oder Entscheidungen zu treffen. Du kannst jetzt leichter Ziele visualisieren und mit Leichtigkeit in die Umsetzung kommen.
Achte aber darauf, dich nicht zu überfordern - dein Energielevel ist im Aufbau, nicht auf dem Höhepunkt.

EMOTIONEN & STIMMUNG

Du fühlst dich häufig optimistischer, selbstsicherer und neugieriger. Dein Selbstbild stabilisiert sich, du siehst Chancen statt Probleme. Viele erleben diese Phase als mental klar und zuversichtlich – ideal, um Routinen zu gestalten oder Träume zu konkretisieren.

SEXUALITÄT

Das sexuelle Interesse nimmt in dieser Phase meist zu, da der Körper sich auf den Eisprung vorbereitet. Du fühlst dich oft lebendig, attraktiv und verbunden mit deiner eigenen Weiblichkeit. Es ist eine Zeit, in der du Lust hast, dich zu zeigen – innerlich wie äußerlich.

make happiness
your
PRIORITY

OVULATIONSPHASE

CA. TAG 15–21

VOLLMOND, innerer Sommer
ENERGIELEVEL: höchstes Level
QUALITÄTEN: Offenheit, Entfaltung, Verbindung, Fruchtbarkeit

Dein innerer Sommer beginnt – du stehst in voller Blüte. Das Hormon Östrogen erreicht jetzt seinen Höchststand, und durch das Zusammenspiel mit LH (Luteinisierendes Hormon) kommt es zum Eisprung: Eine reife Eizelle wird freigesetzt und kann befruchtet werden, wenn du nicht verhütest.

MENTALE GESUNDHEIT & SELBSTFÜRSORGE

Jetzt fühlst du dich meist selbstbewusst, sozial und voller Lebensfreude. Du kannst mit Leichtigkeit auf Menschen zugehen, dich ausdrücken und dich zeigen, wie du bist. Dein Gehirn ist auf Verbindung ausgerichtet, Kommunikation fällt dir leicht. Achte trotzdem darauf, nicht zu viel auf einmal zu wollen, denn auch Hochphasen brauchen bewusste Pausen.

EMOTIONEN & STIMMUNG

Du fühlst dich oft ausgeglichen, empathisch und lebendig. Viele erleben diese Zeit als emotional erfüllend und offenherzig – du kannst tiefe Nähe empfinden, aber auch klare Grenzen setzen, weil du dich stark in deiner Mitte fühlst.

SEXUALITÄT

Dein sexuelles Verlangen ist jetzt meist am höchsten. Dein Körper signalisiert Fruchtbarkeit, und das zeigt sich durch mehr Lust, Selbstvertrauen und Sinnlichkeit. Diese Energie kannst du bewusst für Kreativität, Beziehungen oder Herzensprojekte nutzen – sie ist nicht nur körperlich, sondern auch schöpferisch.

LUTEALPHASE

CA. TAG 22–28

ABNEHMENDER MOND, innerer Herbst
ENERGIELEVEL: sinkt langsam
QUALITÄTEN: Emotionen, Erdung, Rückzug, Wahrheit

Nach der Fülle des inneren Sommers beginnt dein innerer Herbst. Nach dem Eisprung bildet sich aus dem geplatzten Follikel der Gelbkörper, der das Hormon Progesteron ausschüttet. Dieses sorgt dafür, dass die Gebärmutterschleimhaut stabil bleibt, falls es zu einer Befruchtung kommt. Gleichzeitig wird das Östrogen langsam abgebaut. Wenn keine Einnistung erfolgt, sinken beide Hormonspiegel.

MENTALE GESUNDHEIT & SELBSTFÜRSORGE

Am Anfang der Phase bist du fokussiert, intuitiv und reflektiert. Gegen Ende der Phase, wenn die Hormone abfallen, kann es jedoch zu Stimmungsschwankungen, Reizbarkeit oder Traurigkeit kommen (PMS). Jetzt ist die Zeit, langsamer zu werden, Aufgaben abzuschließen und Grenzen zu setzen.

EMOTIONEN & STIMMUNG

In dieser Phase bist du oft ehrlicher und klarer – deine Emotionen zeigen dir, was wirklich wichtig ist. Auch wenn du sensibler bist, liegt darin Kraft: Du erkennst, wo du dich überforderst, wo du loslassen oder für dich einstehen darfst. Deine Intuition ist stark, dein Bedürfnis nach Wahrheit und Authentizität groß.

SEXUALITÄT

Das sexuelle Interesse kann variieren, anfangs noch stabil, nimmt es gegen Ende oft ab. Statt körperlicher Lust stehen nun oft emotionale Nähe und Geborgenheit im Vordergrund. Höre auf deinen Körper, ohne Druck – manchmal ist Rückzug die ehrlichste Form der Selbstliebe.

mental health matters

TRÄUME

Träume sind wie Nachrichten deines Unterbewusstseins – voller Symbole, Emotionen und Hinweise auf das, was du im Alltag oft überhörst. Nutze diese Deutungen nicht als feste Wahrheit, sondern als Impuls zur Selbstreflexion.

FLIEGEN

Fliegen steht oft für Freiheit, Selbstvertrauen und den Wunsch, Grenzen zu überwinden. Es kann anzeigen, dass du Kontrolle über dein Leben gewinnst – oder, im Gegenteil, Angst hast, sie zu verlieren. Je leichter das Fliegen fällt, desto stärker ist dein Gefühl innerer Stärke.

REFLEXIONSFRAGE: Wo wünsche ich mir mehr?

FALLEN

Ein Falltraum symbolisiert Kontrollverlust, Unsicherheit oder Angst, den Halt zu verlieren. Oft tritt er in Stressphasen auf, wenn du dich überfordert fühlst. Er kann dich daran erinnern, wieder Bodenhaftung zu finden und Vertrauen aufzubauen.

REFLEXIONSFRAGE: Wo versuche ich gerade, zu viel festzuhalten?

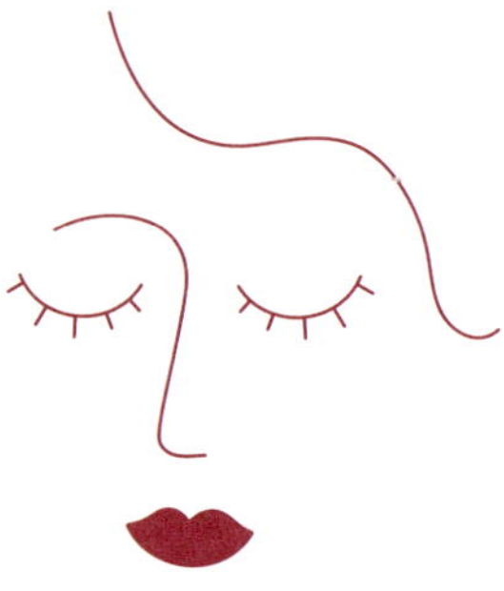

VERFOLGT WERDEN

Diese Träume zeigen meist ungelöste Konflikte oder verdrängte Gefühle, vor denen du innerlich fliehst. Die Gestalt des Verfolgers kann einen Aspekt deiner selbst darstellen – z. B. Angst, Schuld oder Wut.

REFLEXIONSFRAGE: Wovor fliehe ich, statt hinzusehen?

NACKT SEIN

Nacktheit steht für Verletzlichkeit, Echtheit und Angst vor Bewertung. Vielleicht fühlst du dich in einer Situation »entblößt« oder unsicher, wie du wahrgenommen wirst. Wenn du dich im Traum wohl dabei fühlst, zeigt das Selbstakzeptanz und Authentizität.

REFLEXIONSFRAGE: Wo darf ich mich verletzlich zeigen?

TOD

Der Tod im Traum symbolisiert selten das reale Sterben – vielmehr Transformation und Loslassen. Etwas in deinem Leben darf enden, damit Neues entstehen kann. Diese Träume können traurig, aber auch befreiend sein.

REFLEXIONSFRAGE: Was darf jetzt sterben, damit Neues wachsen kann?

WASSER

Wasser steht für Emotionen, Intuition und Unterbewusstsein. Ruhiges, klares Wasser zeigt emotionale Ausgeglichenheit, während stürmisches Wasser auf innere Unruhe hindeutet. Es spiegelt, wie du mit Gefühlen umgehst.

REFLEXIONSFRAGE: Lasse ich meine Emotionen fließen, oder stauen sie sich?

HAUS

Das Haus symbolisiert dich selbst – deine Psyche, dein Inneres. Die Räume stehen für verschiedene Lebensbereiche oder Emotionen. Ein Keller kann verdrängte Themen zeigen, ein Dachboden alte Erinnerungen oder ungenutzte Potenziale.

REFLEXIONSFRAGE: Welchen Raum in mir habe ich lange nicht mehr betreten?

TIERE

Tiere verkörpern oft Instinkte und Triebe. Ein Wolf kann für Stärke oder Bedrohung stehen, eine Katze für Unabhängigkeit und Intuition, ein Vogel für Freiheit. Achte darauf, wie du dich dem Tier gegenüber fühlst – das sagt viel über den inneren Anteil aus, den es spiegelt.

REFLEXIONSFRAGE: Welchen Anteil in mir darf ich zähmen oder entfesseln?

SCHULE / PRÜFUNG

Solche Träume spiegeln Leistungsdruck, Selbstzweifel oder den Wunsch, Anerkennung zu erhalten. Oft geht es darum, sich »bewähren« zu müssen, auch wenn die Situation längst vorbei ist.

REFLEXIONSFRAGE: Wo fühlst du dich im Leben noch getestet?

VERPASSEN

Etwas zu verpassen symbolisiert das Gefühl, im Leben »nicht schnell genug« zu sein. Es kann auf Angst vor Fehlentscheidungen oder auf Überforderung hinweisen. Manchmal zeigt es auch, dass du innehalten sollst, statt allem hinterherzurennen.

REFLEXIONSFRAGE: Wovor habe ich Angst, wenn ich mir Zeit lasse?

BABY / SCHWANGERSCHAFT

Ein Baby steht für Neubeginn, Kreativität oder eine neue Seite deiner Persönlichkeit. Es muss nicht wörtlich ein Kind bedeuten, sondern kann auch ein »inneres Projekt« sein, das geboren werden will. Achte darauf, wie du dich im Traum fühlst - liebevoll, überfordert oder neugierig?

REFLEXIONSFRAGE: Was will ich ins Leben bringen?

you are worth it

2. TRAUMDEUTUNG

ZUG / REISE

Eine Reise stehen für Entwicklung und Veränderung. Du bist unterwegs, auf dem Weg zu einem neuen Bewusstseinszustand oder Lebensabschnitt. Der Zustand der Strecke (klar, chaotisch, endlos) spiegelt, wie du dich mit dieser Veränderung fühlst.

REFLEXIONSFRAGE: Wohin bin ich gerade unterwegs – bewusst oder getrieben?

BÜHNE / AUFTRITT

Gesehen werden, Leistung, Lampenfieber. Läuft alles glatt, stärkst du dein Selbstvertrauen – Chaos zeigt Angst vor Bewertung.

REFLEXIONSFRAGE: Wo darf ich zeigen, wer ich wirklich bin?

TÜR / SCHLÜSSEL

Türen sind Übergänge – ein Schlüssel steht für Zugang und Selbstermächtigung. Eine verschlossene Tür weist auf Angst vor Neuem oder auf Grenzen hin, die du respektieren oder hinterfragen darfst. Geöffnete Türen bedeuten Chancen und Bereitschaft, weiterzugehen.

REFLEXIONSFRAGE: Welche Tür darf ich endlich öffnen?

BRÜCKE

Die Brücke verbindet zwei Lebensphasen, Menschen oder innere Teile in dir. Eine stabile Brücke zeigt Vertrauen in den Übergang, eine zerbrechliche Brücke warnt vor Vorsicht.

REFLEXIONSFRAGE: Was möchte ich verbinden – und was loslassen?

TOILETTE / BAD

Bei diesem Symbol geht es oft um Loslassen, Grenzen und Privatsphäre. Keine Toilette zu finden oder ungeschützt zu sein zeigt Schwierigkeiten, Bedürfnisse zu äußern. Es lädt ein, Schamthemen freundlich anzuschauen und gesunde Grenzen zu setzen.

REFLEXIONSFRAGE: Wo halte ich noch Dinge fest, die mir nicht guttun?

ERTRINKEN / ÜBERFLUTUNG

Wasser, das dich überrollt, spiegelt überwältigende Gefühle oder Stress. Ertrinken zeigt, dass Regulation fehlt, Gerettetwerden oder Auftauchen verweist auf innere Ressourcen. Frage dich, wer/was dir im Alltag »Rettungsring« ist.

REFLEXIONSFRAGE: Wie kann ich mich im Alltag besser stabilisieren?

UHR / ZEITDRUCK

Zeitträume handeln von Prioritäten, Endlichkeiten und dem Gefühl, »zu spät« zu sein. Tickt die Uhr laut, steigt oft der Leistungsdruck. Der Traum lädt dich ein, mit Zeit freundlicher umzugehen und realistische Puffer zu schaffen.

REFLEXIONSFRAGE: Wo darf ich mir mehr Zeit geben?

EX-PARTNER:IN

Hier geht es selten um die Person, sondern um das Thema, das sie für dich verkörpert (Nähe, Verlust, Autonomie). Wiederkehrende Träume zeigen, dass ein emotionaler Prozess noch Integration braucht.

REFLEXIONSFRAGE: Was darf ich emotional endgültig gehen lassen?

UNTREUE / BETRUG

Dieses Motiv spiegelt oft Vertrauen, Selbstwert und Angst vor Zurückweisung. Es kann auf innere Selbstzweifel hinweisen (»Bin ich genug?«) oder auf Grenzen, die du klarer benennen willst. Es ist ein Ruf nach ehrlicher Kommunikation, mit dir und anderen.

REFLEXIONSFRAGE: Wo verrate ich vielleicht mich selbst, um geliebt zu werden?

FEUER

Feuer kann Leidenschaft, Transformation, aber auch Zerstörung bedeuten. Es symbolisiert starke Emotionen, die entweder reinigen oder verbrennen können. Wenn du lernst, das Feuer zu lenken statt zu fürchten, wird es zur Quelle deiner Kraft.

REFLEXIONSFRAGE: Wo brennt etwas in mir, das gesehen werden will?

HOCHZEIT

Weniger »Heirat an sich«, mehr Vereinigung von Persönlichkeitsanteilen (z. B. Verstand & Gefühl). Sie kann für Commitment zu einem Weg oder Projekt stehen. Unstimmige Details (falsches Kleid, Chaos) zeigen Ambivalenzen.

REFLEXIONSFRAGE: Welche zwei Teile in mir wollen sich verbinden?

DIEBSTAHL / VERLUST

Etwas Wesentliches fühlt sich »genommen« an – Zeit, Energie, Anerkennung. Der Gegenstand verrät das Thema (z. B. Geld = Wert, Tasche = Identität/ Privates). Der Traum motiviert, Grenzen zu schützen und Ressourcen zurückzuholen.

REFLEXIONSFRAGE: Was nehme ich zu oft als selbstverständlich hin?

LABYRINTH / SICH VERIRREN

Unsicherheit über Richtung, Komplexität oder Entscheidungsmüdigkeit. Das Labyrinth kann dich lehren, Geduld zu üben und auf Intuition statt auf äußere Abkürzungen zu setzen. Kleine Wegweiser (Licht, Personen) zeigen Ressourcen.

REFLEXIONSFRAGE: Darf mein Weg unklar sein, ohne falsch zu sein?

KINDHEITSORT / ALTE WOHNUNG

Rückkehr zu Prägungen, die heute noch wirken. Je nach Gefühl (warm/bedrückend) zeigt sich, was integriert oder geheilt werden möchte. Manchmal ein Hinweis, alte Ressourcen wieder zu aktivieren.

REFLEXIONSFRAGE: Welcher Teil meines inneren Kindes braucht heute Nähe?

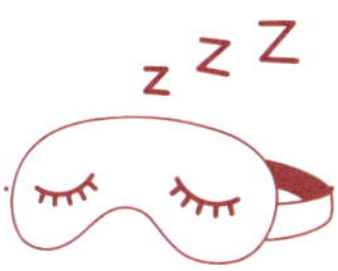

HINWEIS:

Jeder Traum ist individuell. Nutze diese Impulse, um dein Inneres besser zu verstehen – nicht, um dich festzulegen. Manchmal reicht schon die Frage: Was wollte mir mein Traum heute sagen?

3. ZIELE FORMULIEREN, DIE DICH STÄRKEN

**FRAGE DICH: WAS MÖCHTE ICH WIRKLICH?
WORAN MÖCHTE ICH ARBEITEN?**

»Das schaffe ich eh nie!« / »Darin bin ich einfach schlecht!«
Erschreckend, wie hart wir manchmal mit uns selbst umgehen, oder? Wenn man sich einen Tag lang ganz bewusst zuhört, merkt man schnell, wie häufig negative Gedanken in unserem inneren Dialog auftauchen. Oft ganz unbemerkt. Viele Menschen haben ein eher kritisches Bild von sich. Diese inneren Selbstgespräche laufen meist automatisch ab, ohne dass wir sie wirklich hinterfragen. Dabei übersehen wir, wie schädlich es für unser Selbstbild und unser Wohlbefinden sein kann, so negativ mit uns zu sprechen.

Gerade in besonders anspruchsvollen, stressigen Situationen oder wenn uns ein Fehler unterläuft, neigen wir dazu, besonders hart mit uns selbst zu sprechen. Dabei sind es genau diese Momente, in denen wir Fürsorge und Verständnis am meisten brauchen. So, wie wir es auch jeder anderen Person entgegenbringen würden. Stell dir vor, deine beste Freundin würde so über sich reden. Du würdest sie vermutlich sofort trösten oder gar wütend werden, weil du weißt, dass diese Worte unbegründet sind. Aber wenn wir über uns selbst sprechen, legen wir oft nicht dieselbe Fürsorge an den Tag.

Unsere Sprache formt unsere Gedanken, unsere Wahrnehmung und unser Verhalten. Das ist seit vielen Jahren wissenschaftlich belegt. Trotzdem ist unser innerer Dialog oft alles andere als freundlich oder mitfühlend. Wir streben ständig danach, »besser« zu sein, und tun uns schwer, zu würdigen, dass wir bereits das Beste geben, was uns in diesem Moment möglich ist. Doch genau das ist entscheidend.

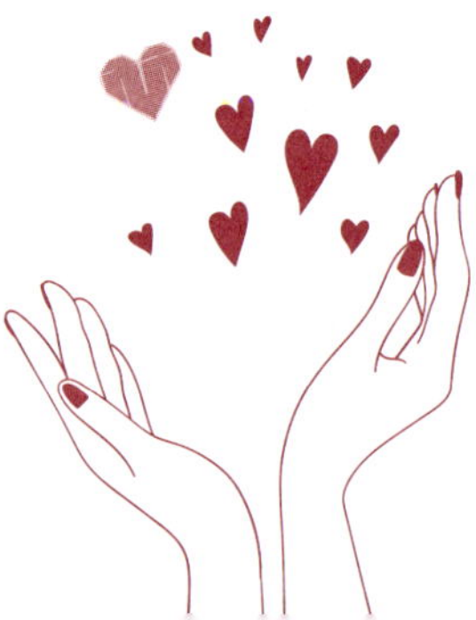

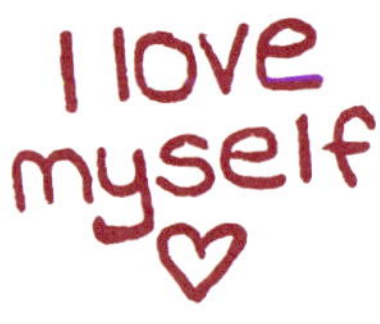

NEGATIVE SELBSTGESPRÄCHE ERKENNEN

Negative Selbstgespräche lassen sich relativ schnell bemerken, wenn man weiß, worauf man achten kann. Häufig zeigen sie sich in bestimmten sprachlichen Mustern:

❶ GENERALISIERUNGEN

Schlüsselwörter wie »alle«, »nie«, »immer«, »keiner« sind typische Begleiter.

→ ***Ein Beispiel: »Niemand hört mir zu!«***

Hier lohnt es sich, innezuhalten und ehrlich zu hinterfragen: Stimmt das wirklich? Hört niemand zu, oder vielleicht nur nicht immer jeder?

❷ ABWERTUNGEN

Hierbei sprichst du schlecht über dich selbst oder machst dich klein.

→ ***Zum Beispiel: »Ich bin einfach dumm.« oder »Ich kann das sowieso nicht.«***

Solche Sätze lassen keinen Raum für Entwicklung und untergraben dein Selbstvertrauen.

❸ KATASTROPHISIEREN

Dabei werden Probleme stark übertrieben, oder es wird sofort das schlimmste Szenario angenommen.

→ ***Zum Beispiel: »Wenn ich das vermassle, ist alles vorbei!«***

In Wirklichkeit ist selten »alles vorbei«. Aber solche Gedanken erzeugen unnötigen Druck und Angst.

Diese negativen Muster entstehen oft durch tief verankerte Glaubenssätze, die sich im Laufe unseres Lebens durch Erfahrungen, Erziehung oder gesellschaftliche Erwartungen gebildet haben. Das Gute ist, man kann sie mit Bewusstsein und Übung Schritt für Schritt verändern.

POSITIVE & UNTERSTÜTZENDE SPRACHE ENTWICKELN

Der erste Schritt zu einem freundlicheren inneren Dialog ist, die eigenen Gedanken bewusst zu beobachten. Genau dabei kann dir dieses Journal helfen. Versuche, deine innere Stimme nach und nach »umzuschulen«. Also negative Selbstgespräche durch realistische, unterstützende Gedanken zu ersetzen. Es geht nicht darum, alles krampfhaft positiv zu sehen, sondern ehrlich, freundlich und konstruktiv mit dir selbst zu sprechen.
Aus einem *»Ich darf nie scheitern«* kann so zum Beispiel ein ***»Ich darf Fehler machen und daraus lernen«*** werden. Notiere dir häufig auftretende negative Gedanken und formuliere sie direkt daneben in einer wohlwollenden Version um. Mit der Zeit wird sich diese neue Art des inneren Dialogs immer natürlicher anfühlen.

ZIELE FORMULIEREN, DIE DICH STÄRKEN

Unsere Sprache beeinflusst nicht nur unsere Gedanken, sondern auch unsere Motivation und unser Handeln. Unser Gehirn reagiert besonders stark auf klar und positiv formulierte Aussagen.
Im Leben werden wir immer wieder mit Zielen konfrontiert. Sei es in der Schule, im Beruf oder privat. Oft erstellen wir Moodboards, schreiben Listen oder überlegen, was wir erreichen wollen. Und trotzdem fragen wir uns manchmal:
»Was will ich eigentlich wirklich?«
Um darauf eine klare Antwort zu finden, hilft es, sich bewusst mit der Formulierung der eigenen Ziele auseinanderzusetzen.

Gute Ziele erkennst du daran, dass sie:

- positiv formuliert sind
  → ***»Ich möchte mich kraftvoll fühlen«*** *statt »Ich will nicht mehr so müde sein«*
- konkret und realistisch sind
- in der Gegenwart formuliert werden (»Ich bin ...«, »Ich fühle ...«)
- selbstbestimmt erreichbar sind

Ein Beispiel:
Aus »Ich will nicht mehr so unsportlich sein« wird
»Ich bewege mich regelmäßig und fühle mich stark in meinem Körper«.

In diesem Journal findest du eine Zielliste, die du ganz individuell ausfüllen kannst. Klare Ziele zu formulieren hilft dir, deinen Weg bewusster zu gestalten, deine Werte im Blick zu behalten und den Überblick über deine Wünsche und Entwicklung zu gewinnen.
Frage dich:
Was möchte ich wirklich?
Woran möchte ich arbeiten?
Was kann ich umsetzen, um mich langfristig wohler zu fühlen?

Nutze die Zielseite, um all das festzuhalten, und achte dabei auf die Kriterien für gut formulierte Ziele. So erhöhst du die Wahrscheinlichkeit, dass du deine Wünsche Schritt für Schritt in die Realität umsetzt.
Sprache ist ein mächtiges Werkzeug, und du darfst lernen, es für dich, statt gegen dich, einzusetzen.
Veränderung passiert nicht von heute auf morgen. Sie entsteht in kleinen, liebevollen Schritten. Sei geduldig und tolerant mit dir selbst. Nutze die Impulse und Fragen in diesem Journal, um künftig bewusster mit dir zu sprechen.
Frage dich zum Beispiel:
Wie spreche ich heute mit mir selbst?
Die Kombination aus achtsamem innerem Dialog und klarer Zielsetzung ist eine kraftvolle Grundlage für mentale Stärke, Selbstvertrauen und persönliches Wachstum.

WENN EUCH DIE THEMEN INTERESSIEREN, DANN LEST HIER WEITER:

ZYKLUS:

https://www.klinik-friedenweiler.de/blog/weiblicher-zyklus-psychische-gesundheit/
https://www.kkh.de/blog/mental-health/menstruation-psyche
https://www.aok.de/pk/magazin/koerper-psyche/organe/der-zyklus-der-frau-die-vier-phasen/
https://www.cyclotest.de/libido-im-zyklusverlauf/
https://www.frauengesundheitscenter.at/blog-der-weibliche-zyklus.html

TRAUMDEUTUNG:

https://www.tz.de/welt/grosse-lexikon-traumsymbole-fotostrecke-zr-617579.html
https://traum-deutung.de/top-200-traumsymbole/

ZIELE:

https://www.nlp.at/nlp-lexikon?input=322&bs=
https://www.nlp.at/nlp-lexikon?input=335&bs=
https://www.nlp.at/nlp-lexikon?input=329&bs=
https://www.nlp.at/nlp-lexikon?input=161&bs=
https://www.nlp.at/nlp-lexikon?input=165&bs=

FSC www.fsc.org
MIX
Papier | Fördert gute Waldnutzung
FSC® C002795

PRODUZIERT MIT VERANTWORTUNG

Allegria ist ein Verlag der Ullstein Buchverlage
www.ullstein.de
ISBN: 978-3-7934-0101-8

Bei Fragen zur Produktsicherheit wenden Sie sich bitte an
produktsicherheit@ullstein.de

Gestaltung: Simone Becher, buerosued.de
Gesetzt aus der Aptos und Palomino Sans One
Druck und Bindearbeiten: Livonia Print, Riga